Mantenerse joven

Laurence Albert

MANTENERSE JOVEN

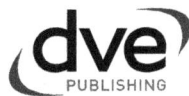

dve
PUBLISHING

© Editorial De Vecchi, S. A. 2019
© [2019] Confidential Concepts International Ltd., Ireland
Subsidiary company of Confidential Concepts Inc, USA
ISBN: 978-1-64461-984-1

Índice

Introducción

Juventa era una ninfa cuya juventud y belleza subyugaron al propio Júpiter, que se enamoró perdidamente de ella. Sus sentimientos lo volvieron celoso, y para sustraer a su protegida la concupiscencia que siempre provocaba, la transformó en una fuente cuyas aguas puras y claras tenían el poder de rejuvenecer a quien acudiese a bañarse en ellas.

Desde entonces, los hombres no han cesado de buscar la famosa fuente milagrosa y le han conferido diversas ubicaciones, de Grecia a la orilla del Nilo, en una búsqueda vana que aún prosigue.

No existe ninguna sociedad, desde los albores de la humanidad, que no haya soñado con la eterna juventud. Con la riqueza de las historias que relatan, leyendas y mitos atestiguan la universalidad de uno de los mayores fantasmas de la humanidad. La literatura también rebosa de personajes ejemplares y catárticos, prendados de la juventud hasta la locura o la condena, del *Fausto* de Goethe a *El Retrato de Dorian Gray* de Oscar Wilde.

De los siglos de búsqueda de la eterna juventud, nos queda una plétora de secretos de brujas y algunas auténticas estafas: ingestión de testículos de animales, sales de oro, carne de niños, caldos de gallina con jugo de víbora, inhalación del aliento de jóvenes vírgenes, baño de leche de burra, emplastos de pétalos de rosa...

Pensamos, riéndonos de estas chiquilladas, que nuestro siglo es más sensato y que la poderosa ciencia vela por nosotros. Sin embargo, el miedo a la vejez sigue figurando entre los temores más tenaces, y el sueño de la eterna juventud, lejos de haber muerto, nos empuja a veces a las peores locuras y extremos. Como prueba de la vigencia de este tema tenemos la profusión de artículos de prensa, la incesante actividad de los laboratorios de cosmética y el éxito del *lifting* o de los tratamientos de células frescas.

Dicen que la sensatez les llega a los hombres con la edad. No parece ocurrir lo mismo con la humanidad; nuestras sociedades idolatran más que nunca a la diosa juventud.

Jovencitos y jovencitas son los dueños de los sueños. El cine, los medios de comunicación y la publicidad transmiten sin cesar imágenes de jóvenes radiantes. Cualquiera diría que es imposible encontrar en nuestros países a un superviviente de cuarenta años...

Nuestra sociedad exalta unos valores que sólo atribuye a la juventud: dinamismo, movimiento, creatividad, combatividad, capacidad de trabajo, velocidad, técnica, fuerza, pasión y entusiasmo. El trabajador, el consumidor, el enamorado y el aventurero deben ser jóvenes y activos.

En un mundo que cuenta con un número creciente de viejos debido a la prolongación de la vida, unos valores así equivalen a dejar fuera de juego a una fracción cada vez más grande de la población. Esta grave observación arroja mucha luz sobre la esquizofrenia de nuestra sociedad.

La vejez es una noción vaga, fácil de manipular y muy relativa. Cambia de aspecto y valor según el enfoque (médico o cultural, por ejemplo), la sociedad y la época. Se valora o no, comienza a los 75 años para el presidente de una multinacional o a los 30 años para un deportista…

Las civilizaciones antiguas respetaban a los ancianos y se sometían a su juicio. La ciudad ideal de Platón se basaba en unas competencias y una experiencia que sólo pueden adquirirse pasados los cuarenta. En la mayoría de las sociedades tradicionales, la vejez constituye un símbolo de sabiduría, de altos valores morales, sociales y religiosos.

Sin embargo, hoy en día la situación tiende a invertirse, y en muchos casos ha desaparecido el antiguo respeto por la sabiduría de los viejos. La experiencia de los ancianos ha perdido todo su valor; lo que es viejo se rechaza como superado, negativo, sinónimo de muerte, decrepitud y tristeza.

Una sociedad que envejece

Nuestras sociedades modernas descubren, en un sentido, lo que es la vejez. El envejecimiento de la población y la prolongación de la vida son fenómenos relativamente recientes. Los viejos a los que se llamaba respetuosamente «ancianos» sólo constituían antaño una fracción marginal de la población —sigue siendo así por ejemplo en África o en algunas tribus—. Si hoy en día los mayores de 60 años representan más o menos la quinta parte de la población total, deberían representar la cuarta parte en 2020, según las previsiones.

Cuando la mayoría de las personas moría a los 35 o 40 años, no se planteaban demasiado los problemas médicos, políticos y sociales propios de la vejez.

En Roma, la esperanza de vida se situaba en torno a los 25 años; todavía en el siglo XVIII pocos superaban los 35 o 40 años; a principios del siglo XX la esperanza de vida alcanzaba 45 años para los hombres y 49 para las mujeres; en los años treinta, era de 56 y 62 años respectivamente; en los años sesenta, de 68 y 75 años, y ahora es de 72 y 80 años.

En 1950 había muy pocos centenarios en España; hoy en día hay bastantes, con mayoría de mujeres. En la actualidad se llevan a cabo investigaciones para intentar determinar, a partir del estudio de los miembros de una misma familia con una vida de duración excepcional, un posible gen de la longevidad. Aunque aún no hemos penetrado en el secreto de los centenarios, sabemos que tienen puntos en común: todos afirman haber llevado una vida normal y activa sin excesos, ni tabaco ni alcohol, haber estado enfermos raramente, dormir bien, ser optimistas, tener una alimentación con pocas grasas y carne, y muchos tienen progenitores que también vivieron mucho tiempo. Una persona cuyos padres murieron a los 90 años tiene cuatro veces más posibilidades que otra de alcanzar esa edad.

La prolongación de la vida se debe a la mejora de las condiciones de vida, higiene y alimentación, así como a los avances médicos y quirúrgicos. A comienzos del siglo XX las enfermedades víricas y microbianas constituían aún la primera causa de mortalidad; desde entonces, sulfamidas, antibióticos, vacunas y sueros han puesto fin a enfermedades infecciosas. Las enfermedades de las que morimos hoy eran en gran parte desconocidas para nuestros antepasados, ya que se trata de enfermedades del «envejecimiento», trastornos degenerativos y tardíos (cáncer, enfermedades cardiovasculares, etc.).

La ciencia ha conseguido que lleguemos a viejos; su reto para el nuevo milenio será mantenernos sanos hasta el final. Numerosos laboratorios de investigación estudian el envejecimiento con el objetivo de comprender sus mecanismos y limitar sus inconvenientes. Se trata de una necesidad, si no queremos ser viejos indefinidamente y acabar como Titono, ese personaje de la mitología griega para quien la diosa Aurora había pedido a los dioses que fuese inmortal como ella para poder vivir juntos días felices por toda la eternidad. Titono vivió efectivamente mucho tiempo, muchísimo tiempo, pero tuvo que sufrir un suplicio que muchos de nosotros tememos: envejeció, se secó poco a poco sin tener jamás ninguna esperanza de poner fin a ese eterno envejecimiento.

Un reto político, social y cultural

La vejez, un desafío para la ciencia, constituye también un importante reto político, social y cultural. Sabemos pocas cosas del funcionamiento de las sociedades que envejecen, por lo que será necesario innovar. ¿Cómo se puede integrar a una población cada vez más importante desde el punto de vista estadístico? ¿Qué función se le puede asignar? ¿Cómo evitaremos que toda una parte de la población se conviertan en muertos sociales? ¿Cómo viviremos la aparente contradicción entre una población que vive cada vez más años y que deja de trabajar cada vez más pronto cuando se encuentra sana y en la cima de sus capacidades? ¿Cómo se soportará el peso económico de las jubilaciones y las cargas sociales? ¿De qué manera se resolverán los problemas planteados a nuestro sistema de Seguridad Social? Los ancianos son quienes utilizan más la medicina, así, los mayores de 75 años consumen 5,9 veces más prestaciones por enfermedad que el resto de la población? ¿Cómo se puede reducir el abismo que se crea entre personas activas e inactivas, la rápida degradación de sus relaciones cargadas de rencor, culpabilidad y desprecio? ¿Cómo se convivirá con los viejos cuando las generaciones llevan ya mucho tiempo sin vivir bajo el mismo techo, cuando el saber de los ancianos ya no es honrado ni escuchado? ¿Cómo se revalorizará a esta población y se le dará razones para seguir viviendo ahora que tiene los recursos médicos para hacerlo? El índice de suicidios entre las personas mayores, muy elevado, señala el malestar de toda una parte de la población a la que no se acepta y que ya no se acepta. El índice de suicidios más importante se da entre los ancianos: en 1990, fue tres veces más elevado entre las personas de entre 75 y 84 años que entre los jóvenes de entre 25 y 34 años, y cuatro veces y media más elevado entre las personas mayores de 85 años; del número de personas que se suicidaron en 1988, el 6,7 % tenía entre 15 y 24 años; el 15 %, de 25 a 34 años, y el 44,8 %, más de 55 años.

La marginación y segregación de la población que envejece son problemas muy importantes. Vivimos una especie de *apartheid* de la vejez, donde parecen convivir dos razas sin encontrarse nunca.

La invención de los «viejos»

Nuestra sociedad, que exalta la juventud, no sabe qué hacer con sus ancianos, por lo que evita el problema y propone dos soluciones que constituyen dos formas distintas de rechazar la vejez.

La primera solución ordena a todo el mundo, mediante numerosas e incesantes presiones más o menos explícitas, parecer joven pase lo que pase y por todos los medios, lo cual implica negar la vejez y renegar de uno mismo. La segunda consiste en crear una categoría aparte para protegerse. Al designar como *viejos* a una parte de la población (como se cita a los toxicómanos, los delincuentes, etc.) y atribuirle unas características determinadas, se la encierra y mantiene a buena distancia queriendo, en teoría, integrarla con el resto de la población de la que se distingue. Y es que, en definitiva, ¿quiénes son esos viejos? El viejo no es una persona, una individualidad. Su primera particularidad consiste en ser mayor; no tiene estatuto, sólo es viejo. El viejo es un objeto: objeto médico y objeto cultural y social. El viejo ha sido construido en todas sus piezas por los médicos, tecnócratas y sociólogos en respuesta a los temores de toda la población. En 1900 se introdujo el término *geriatría*, y con él se estableció la persona mayor como objeto médico específico. La medicina pone así la primera piedra de una equivalencia que origina muchos dramas y malentendidos entre persona mayor y enfermedad, dependencia, incapacidad, asistencia y muerte. A continuación, demógrafos y sociólogos se consagraron a la labor: se inventó el bonito término de *persona mayor*, además de *la tercera edad*, y luego *la cuarta*, *los viejos*, *los ancianos* y *los muy ancianos*, como otras tantas categorías para limitar un poco mejor a una población molesta, otros tantos términos que al final abarcan muy poca realidad y en los que nadie se reconoce.

Cada cual frente a su edad

El envejecimiento constituye un fenómeno inevitable del que ninguno de nosotros se librará, y tendremos que hacerle frente en conciencia, sin recurrir a falsos pretextos ni albergar temores.

En primer lugar, tendremos que romper las imágenes que transmite ese objeto «viejo» y las equivalencias que no tienen sentido ni fundamento. La vejez no significa de forma sistemática inactividad, inseguridad material, enfermedad, invalidez, soledad, dependencia, melancolía, exclusión, senilidad... Cada uno de nosotros puede desmentir estos prejuicios y conservar todas esas cualidades y características que parece que queramos atribuir sólo a la juventud: capacidad de amar, dar y recibir entusiasmo, pasión, apertura al mundo y a los demás, sentimientos amorosos, erotismo, actividades intelectuales y físicas, aptitud para cambiar y adaptarse a situaciones nuevas, mantenimiento de una red densa y en expansión de relaciones sociales y amistosas, etc.

La ciencia, la medicina, la cosmética y un poco de sentido común nos permiten hoy en día, con técnicas que van de la higiene de vida a la cirugía, no mantener una apariencia eternamente juvenil —Juventa sólo es un mito—, pero sí retrasar considerablemente ciertos signos de envejecimiento, y vivir bien y con salud ese formidable capital de años suplementarios del que todos disfrutamos en la actualidad. Todo ello sin renegar de la edad y con plena aceptación de los ritmos y etapas de la existencia, de acuerdo con la propia esencia.

Este libro se articulará en torno a esos dos grandes ejes, dos formas a la vez distintas y complementarias —e incluso inseparables— de considerar el envejecimiento: el del cuerpo y el de la mente.

Primera parte

EL CUERPO

¿Por qué y cómo envejecemos?

El fenómeno del envejecimiento parece específico de todo organismo vivo, debido a una programación genética o a errores en la repetición de las síntesis químicas. Cada especie dispone de una esperanza de vida que le es propia: los conejos viven 13 años; las abejas, 3 semanas; el elefante, 60 años; las tortugas de mar, 2 siglos... Por su parte, el ser humano podría esperar una longevidad máxima de 110 o 120 años, aunque este plazo resulta difícil de establecer, ya que los accidentes, agresiones y enfermedades merman este potencial de forma evidente.

Cada célula está programada para una vida de duración específica; unas se reproducen, otras no. El capital de neuronas empieza a reducirse desde el nacimiento, los espermatozoides se sustituyen de forma permanente, las células musculares se desarrollan, mientras que los huesos se van alterando poco a poco a partir de los 30 o 40 años y el cristalino del ojo pierde flexibilidad desde la infancia...

A pesar de unos programas de investigación cada vez más avanzados, en particular en biología molecular, aún sabemos poco acerca de las causas del envejecimiento y de lo que ocurre en realidad en una célula que envejece. Se observa una serie de desórdenes químicos y moleculares, una progresiva degradación de las

LOS RADICALES LIBRES

Son átomos o moléculas dotados de una gran energía y de un electrón libre; de ahí su inestabilidad (cuando los electrones forman pares, la molécula permanece estable). Este electrón solitario trata de captar otro electrón, por lo que ataca a las moléculas estables y provoca reacciones químicas en cadena de oxidación o reducción. Antes de su neutralización, los radicales libres pueden provocar numerosas lesiones, que, al alterar las células, acaban induciendo el envejecimiento. Están presentes en pequeñas cantidades en el organismo y son producidos por este de forma absolutamente normal (cuando se expone al sol, cuando los glóbulos blancos luchan contra una infección, etc.). El cuerpo se defiende contra estos radicales libres gracias a unas enzimas, apoyadas en su tarea por las vitaminas A, E y C, y por el zinc y el selenio en particular. Cuando las agresiones (tabaco, estrés, excesos dietéticos, etc.) son demasiado importantes y numerosas, las enzimas destructoras se hallan desbordadas, sobre todo porque pierden eficacia con la edad y dejan de desempeñar su función de forma correcta.

reacciones químicas del organismo. La eficacia de las enzimas remite poco a poco, el metabolismo celular se vuelve más lento. Las membranas de las células pierden flexibilidad y se alteran los intercambios entre células. La célula está cada vez peor hidratada, oxigenada y nutrida; los residuos se acumulan en ella y la asfixian poco a poco. Los radicales libres mantienen y acentúan el fenómeno con su acción destructora.

El envejecimiento se atribuye asimismo a errores cometidos en la multiplicación y reproducción de las células. Algunas teorías recientes acusan al ADN, que encierra toda la información genética de las células. Los años y las diversas agresiones —entre ellas los radicales libres— que sufre a diario nuestro organismo acaban dañando de forma peligrosa el ADN, que entonces transmite información incorrecta a las células.

Se exploran numerosas hipótesis en materia de envejecimiento; las preguntas siguen siendo muchas y las respuestas se mantienen abiertas: solución genética, vacuna contra las agresiones, etc. Poco a poco se van perfilando soluciones sin que pueda predecirse para mañana el descubrimiento de un elixir de la juventud.

El cambio hormonal:
menopausia y andropausia

El ser humano vive dos grandes crisis existenciales: la primera, en la adolescencia, y la segunda, a los cincuenta años. La primera es ardiente e incluso violenta, y a menudo muy dolorosa; la segunda no constituye una conmoción menos profunda y, aunque se manifiesta de forma menos ostentosa, es grave y silenciosa. Para las mujeres es insoslayable, y se trata de la *menopausia*; para los hombres resulta menos conocida y frecuente, y se trata de la *andropausia*. A los quince años o a los cincuenta, los interrogantes de estas edades no están tan alejados pese a sus treinta y cinco años de distancia y experiencia: ¿Quién soy? ¿Qué sentido tiene mi vida? ¿Cómo existir? ¿Para qué vivo? ¿Cómo se puede vivir con el otro? Algunas de sus manifestaciones resultan muy próximas: angustia, aburrimiento, desesperación, hastío, dificultades de comunicación, introversión, falta de confianza en uno mismo, etc. Estas dos crisis fundamentales presentan asimismo la extraña característica común de estar marcadas por un verdadero caos hormonal.

La menopausia

La menopausia, tema tabú, atormenta en secreto, en forma de horrible espectro, los pensamientos de millones de mujeres, añadiéndose como una enfermedad vergonzosa al ya de por sí aterrador envejecimiento.

Las hormonas, objeto de bromas más o menos escabrosas, constituyen en cierto modo el «pipí-caca» de los adultos. La connotación a todas luces sexual que se atribuye a las famosas aunque desconocidas hormonas se presta a muchos chistes picantes, despreciativos y… un poco incómodos. Ya en la adolescencia, las hormonas visibles como un grano en la nariz agobian a las pobres víctimas del acné con la terrible etiqueta de quien no ha salido del cascarón. Durante la edad adulta, cada mes, por poco que «la señora» se irrite con la máquina de café que no funciona, se atribuirá su humor a la menstruación. A los cincuenta años, un golpe de calor, una palabra más alta que otra o un declarado desinterés por el paseo dominical entre amigos, y surgirá el mordaz argumento «son las hormonas, que la excitan», que acabará de forma definitiva con la moral de la desdichada, claramente fuera de la circulación.

Entre el temor y la risa nerviosa, bien habrá que hacerle un noble sitio a la menopausia, etapa insoslayable en el camino de la vida. Ninguna mujer se libra, el proceso resulta inevitable, biológicamente programado.

El proceso y las manifestaciones

A diferencia de esos señores que siguen siendo capaces de fabricar espermatozoides de forma regular en muchos casos hasta el final de sus días, las mujeres disponen de un capital limitado de óvulos.

En la fase fetal en la que se forma el aparato genital, la futura niña cuenta con un bagaje de aproximadamente 6 millones de óvulos, muchos de los cuales se degradarán antes del nacimiento, momento en el que posee aún entre 700 000 y 2 millones. Este cómodo colchón se reducirá a la mitad, o más, mediante complejos procesos de degeneración, y al llegar la pubertad, la joven dispondrá de un capital aún razonable de entre 300 000 y 400 000 óvulos. De ellos, sólo 300 o 400 llegan de verdad a la madurez, y representan los treinta años aproximadamente de fecundidad femenina. Los óvulos no se renuevan; una vez agotado el capital… la sentencia es inapelable.

Así pues, la primera manifestación característica de la menopausia es esta: el capital de óvulos se ha agotado, el sistema ovárico deja de funcionar. No se trata en ningún caso de una enfermedad, sino de una evolución normal. No existe ninguna medida preventiva que permita retrasar el proceso ni tratamiento alguno que permita evitar la menopausia. Sin embargo, esta no es la terrible fatalidad de la que todo el mundo quiere hablar, aunque en voz baja. La vida de una mujer no ha terminado, y aunque la menopausia no puede «curarse», los trastornos relacionados con este cambio hormonal sí pueden aliviarse y tratarse.

Hoy en día, en España, una de cada tres mujeres se halla en la menopausia, lo cual nos da una idea de la importancia de la cuestión.

La edad de la menopausia puede establecerse en los cincuenta años; se trata de un promedio, pero de forma global se produce entre los 45 y los 52 años. Por su parte, los trastornos precursores de la menopausia pueden manifestarse a partir de los 40 o 45 años según las mujeres.

Algunos estudios han tratado de determinar, sin demasiado éxito, la existencia de factores que influyen en la edad más o menos precoz de la menopausia. Incluso se ha llegado a observar que estar casada, haber tenido cuatro o cinco hijos o tomar la píldora puede retrasar la llegada de la menopausia de varios meses a un año. Por su parte, el ejercicio de una profesión hace perder un año de fertilidad (menopausia a los 49 años para las mujeres activas y a los 50 años para las mujeres sin profesión). Nada concluyente, como puede verse.

Por lo tanto, los 50 años constituyen un momento crucial para todas las mujeres. A los trastornos generados por el desarreglo hormonal se añaden alteraciones de orden psicológico, que están causadas por el paso de la barrera del medio siglo. A veces, el fin de la fertilidad hace tomar conciencia de forma aguda a las mujeres de la aproximación de la vejez, del proceso inevitable que nos lleva a todos a la muerte. Los primeros problemas menores de salud sitúan bruscamente en el centro de las preocupaciones a un cuerpo cuyo funcionamiento natural ya no puede darse por descontado. Unas arrugas que se afirman y una silueta menos esbelta y dinámica restan, sin motivo, atractivo erótico al cuerpo: la mujer se siente menos seductora y deseable, menos digna de atraer la atención de los hombres. Algunas tienden incluso a menospreciarse, tirar la toalla y descuidarse con el pretexto de que «¡ahora, a mi edad!…». Los 50 años anuncian también la perspectiva de la jubilación, que si no se prepara y se vive bien puede ocasionar un cambio de vida radical y catastrófico.

Los hijos viven ya su vida por su lado, ahora están lejos del nido familiar y ya no necesitan a su madre a diario y para todo como antes. Puede que estén ya casados y piensen en unos hijos que harán pasar a la mujer del estatuto de madre al de abuela. Entonces, pese al hundimiento de la realidad conocida, es preciso hallar o inventar unas razones que justifiquen la existencia. Los puntos de referencia se nublan o se convierten en humo al soplar las velas, más numerosas en el pastel de cumpleaños. Todos estos factores hacen de esta edad un periodo lleno de conmociones y cambios, una etapa a veces inquietante y siempre desconcertante.

Desde el punto de vista físico, la menopausia se manifiesta con diferentes fenómenos que ocasionan diversas disfunciones y trastornos. La interrupción de la regla y del funcionamiento ovárico acaba con la fertilidad, y también con la secreción de estrógenos y progesterona, hormonas que actúan directamente en los órganos genitales pero cuya acción se extiende a otras funciones del organismo. Así, intervienen en el metabolismo de numerosos tejidos, en el funcionamiento del sistema nervioso, de la piel, de las glándulas endocrinas, del hígado y de la actividad de los osteoblastos (células constructoras de los huesos), frenan de forma sensible la producción de las grasas y la coagulación, y protegen contra las enfermedades cardiovasculares.

La menopausia se manifestará con síntomas que sobrevienen de forma irregular y episódica. Se produce un desarreglo del ciclo menstrual debido a insuficiencia ovular, como en la pubertad, y los ovarios dejan de producir estrógenos. Los senos parecen perder volumen, o al contrario, se ponen tensos y duelen; pueden aparecer mastitis, así como fibromas uterinos. A veces se observan pequeñas hemorragias y abundantes pérdidas blancas. Estos trastornos se acompañan, según las personas, de insomnio pasajero, vértigo, cambios de humor, cierta pérdida de tono muscular o un aumento de peso.

Una vez instalada la menopausia, también se interrumpe la producción de estrógenos. Entonces aparece toda una serie de trastornos de los que oímos hablar a menudo, como los famosos sofocos, debidos a un desarreglo del centro termorregulador del cerebro, sudores abundantes que se manifiestan en bruscas oleadas, fatiga excesiva, aumento de peso, insomnio (el 63 % de las mujeres lo padece), irritabilidad, falta de entusiasmo y energía, dolores articulares, sequedad vaginal, colesterol, osteoporosis, etc. Los eventuales problemas de incontinencia son imputables siempre a la ausencia de estrógenos, cuya acción resulta muy pronunciada en la vejiga y los músculos del perineo: sin hormonas, estos músculos se relajan.

La osteoporosis es una de las degradaciones derivadas de la menopausia que causan mayor discapacidad. En los huesos hay células constructoras, los osteoblastos, y células destructoras, los osteoclastos. Las hormonas, en particular la calcitonina y los estrógenos, favorecen la acción de las células constructoras. En la menopausia, la ausencia de estrógenos se opone a la acción de los osteoblastos y favorece las pérdidas de calcio en la orina. Se calcula que, entre los 40 y los 45 años, el capital óseo disminuye un 3 % cada diez años. A partir de los 50 años, los hombres continúan a este ritmo, y las mujeres menopáusicas pierden también un 3 %, ¡pero al año! Cuando el capital óseo se ha mermado más de un 30 %, los riesgos de aplastamiento vertebral se vuelven reales, así como las fracturas, en particular las del cuello, el fémur y la muñeca. Aparte de una terapia hormonal iniciada a tiempo que evite la pérdida ósea, hay que saber que la osteoporosis puede verse frenada por una alimentación equilibrada y rica en calcio, y la práctica regular de un deporte, ya que el trabajo de los músculos ejerce una tensión en los huesos y estimula la actividad de los osteoblastos. Cabe precisar que los dolores articulares que sienten algunas mujeres menopáusicas no guardan relación alguna con el problema de la osteoporosis.

A veces, la sexualidad de la mujer en la menopausia se ve perturbada por un conjunto de factores de orden psicológico, aunque también por una cierta disminución del deseo y el placer, y por un fenómeno de sequedad vaginal, una mayor sensibilidad a las infecciones y una pérdida de flexibilidad de la vulva, que vuelve las relaciones delicadas e incluso dolorosas.

La carencia hormonal, añadida a los efectos de la edad, tiene asimismo una influencia negativa en el envejecimiento cutáneo. La piel se masculiniza y pierde flexibilidad y elasticidad. El vello del rostro tiende a aumentar, mientras uñas y cabellos se vuelven cada vez más frágiles y quebradizos, y crecen peor y más despacio. Todos estos trastornos, aunque se inscriben en el orden natural de las cosas, no deben considerarse inevitables, ya que pueden tratarse perfectamente. Nada obliga a una mujer a someterse a su biología con espíritu de renuncia y sufrimiento.

Los tratamientos

Hoy en día, los tratamientos hormonales están muy bien estudiados y carecen de efectos secundarios y contraindicaciones, salvo en caso de cáncer, actual o pasado, de mama o útero, fibroma uterino, hipertensión grave u otosclerosis (enfermedad del oído que puede causar sordera). A menudo resuelven de forma milagrosa y casi inmediata la mayoría de los trastornos relacionados con la menopausia. No obstante, se han observado algunos efectos secundarios con la administración de ciertos progestágenos: caída del cabello, aumento de peso y exceso de vello.

El principio de la terapia hormonal es sencillo, se trata de paliar la falta de estrógenos y progesterona.

El tratamiento siempre es prescrito por un médico, previo análisis, y debe seguirse durante un periodo que varía entre cinco y diez años para evitar los estragos de la osteoporosis. Requiere un control periódico de la paciente.

La alimentación de la mujer en la menopausia, aunque siga una terapia hormonal, deberá tener en cuenta algunas precauciones. El organismo tolera peor los azúcares, sobre todo los de asimilación rápida, ya que el sistema regulador de la glucosa presenta algunos fallos. Las grasas, los triglicéridos y el colesterol (el malo) tienden a aumentar; antes de la menopausia, la mujer está relativamente protegida de los trastornos cardiovasculares en particular porque las hormonas femeninas influyen en el metabolismo hepático y protegen del colesterol. Se velará asimismo por una buena aportación diaria de calcio. La alimentación también deberá controlarse para limitar los aumentos de peso debidos a la edad, a estados de ansiedad y a perturbaciones del metabolismo.

Aparte de los tratamientos hormonales, muy eficaces, existen otros medios para aliviar ciertos trastornos relacionados con la menopausia: la oligoterapia, la auriculoterapia y la fitoterapia.

LA OLIGOTERAPIA

Esta terapéutica (ver recuadro inferior) ofrece tratamientos a base de numerosos oligoelementos, cuya dosis será establecida por el médico. Entre los oligoelementos que se prescriben con mayor frecuencia a las mujeres menopáusicas, se encuentran el cinc, el litio, el molibdeno, el cobalto, el flúor, el silicio, el selenio, el fósforo y el cobre.

LA OLIGOTERAPIA

La oligoterapia es una medicina alternativa que cura y previene las enfermedades mediante el uso de los oligoelementos. Esta disciplina es bastante reciente, ya que nació en los años treinta, de manos del Dr. Jacques Ménétrier.

Los oligoelementos, denominados *elementos-traza* por los norteamericanos, son metales o metaloides presentes en el cuerpo en ínfimas proporciones, pero su papel es importante, dado que son imprescindibles para el buen funcionamiento de la mayoría de las reacciones bioquímicas del organismo. Los oligoelementos son aportados por la alimentación, por desgracia no siempre equilibrada, lo cual provoca cierto número de carencias que pueden dar lugar a trastornos más o menos graves. Se atribuye a la oligoterapia un gran número de virtudes, en particular en materia de prevención del cáncer, de enfermedades degenerativas y del proceso de envejecimiento, gracias al poder de activación de las reacciones bioquímicas de los oligoelementos imputable a su función de coenzima, de biocatalizador. Por otra parte, resulta eficaz en el tratamiento de numerosos trastornos, de la fatiga a la diabetes pasando por la artrosis y la caída del cabello o la espasmofilia.

Entre los oligoelementos encontramos, entre otros: el cobalto, el manganeso, el cinc, el cobre, el selenio, el cromo, el molibdeno, el níquel, la plata, el oro, el azufre, el vanadio, el litio, etc.

LA AURICULOTERAPIA

Esta forma de acupuntura auricular (véase la imagen de la página siguiente) puede aliviar los sofocos mediante la estimulación de ciertos puntos. Bastará con dar un masaje en los puntos indicados en la figura 1 con el índice efectuando un movimiento de rotación en el sentido de las agujas del reloj durante un minuto, varias veces al día si es necesario.

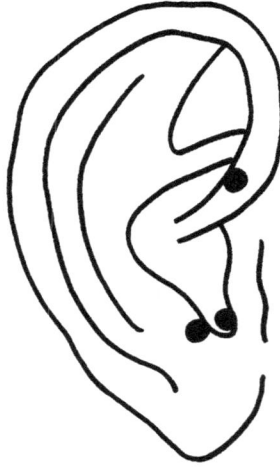

Figura 1

LA AURICULOTERAPIA

La auriculoterapia pertenece a la familia de las estimuloterapias. Se trata de una ciencia practicada desde la Antigüedad, que cayó en el olvido, como muchos saberes, para ser redescubierta, en 1951, por el médico francés Paul Nogier, que comparó la oreja con un feto cabeza abajo: así, todos los órganos están representados en la oreja. A diferencia de la acupuntura, los puntos de auriculoterapia sólo aparecen cuando el órgano correspondiente está enfermo. Estos puntos se localizan por presión o por detección eléctrica, ya que el punto afectado suele provocar dolor. A continuación, la estimulación se efectúa mediante agujas, láser, estimulación eléctrica o masaje manual.

La auriculoterapia ha probado su eficacia contra el dolor, el tabaquismo, los trastornos psicosomáticos y los relacionados con el estrés, así como los excesos de peso.

LA FITOTERAPIA

Esta terapéutica (ver recuadro de la página siguiente) ofrece tratamientos con plantas. La salvia tiene propiedades estrogénicas, antitranspirantes y antiespasmódicas; el ciprés es un útil estrogénico y tónico venoso; el ginseng y el eleuterococo estimulan las glándulas sexuales y suprarrenales; la caléndula y el lúpulo también poseen propiedades estrogénicas. Contra los sofocos resultan beneficiosos la salvia, el meliloto, el espino blanco, el hamamelis, el brusco y el onoquiles; para prevenir los problemas óseos, se utiliza la cola de caballo, la consuelda, la ortiga y la alfalfa.

LA FITOTERAPIA

Fitoterapia significa curación con plantas. Sin duda se trata de la medicina más antigua. El Museo Británico conserva unas tablillas de arcilla de la época sumeria (3000 a. de C. aprox.) que mencionan ya las propiedades de algunas plantas; Hipócrates y Galeno, padres de la medicina moderna, describieron muchas enfermedades y su tratamiento con preparados de plantas. Aún hoy, el 40 % de los medicamentos se obtiene directamente de las plantas, y el porcentaje alcanza un 80 % si tenemos en cuenta los fármacos fabricados a partir de la modificación química de una sustancia natural. El tratamiento fitoterapéutico no sustituye al organismo en la lucha contra la enfermedad, sino que estimula sus reacciones. La fitoterapia carece de efecto en el caso de enfermedades irreversibles con lesión o destrucción de órganos. Al margen de estas pocas reservas, la fitoterapia es una excelente terapéutica en muchos casos. Las plantas usadas se presentan de diversas formas: aceites esenciales, tinturas, alcoholaturos, polvos, extractos, o simplemente se emplean sin modificarlas en forma de infusiones.

INFUSIONES PARA LOS TRASTORNOS DE LA MENOPAUSIA

25 g de cola de caballo
20 g de reina de los prados
20 g de salvia

En infusión, una cucharadita por cada taza. Tome tres tazas al día (trastornos de la menopausia, sobre todo sudores y sofocos).

10 g de aquilea
10 g de artemisa
10 g de helenio
10 g de carraspique
10 g de muérdago
15 g de menta
20 g de romero

En infusión, una cucharada por taza. Deje reposar hasta que se enfríe. Una o dos tazas al día (trastornos de la menopausia, en particular los sofocos).

20 g de helenio
25 g de manzanilla
10 g de lúpulo
15 g de pasiflora

En infusión, una cucharadita por cada taza. Dos tazas al día.

10 g *de espino blanco*
30 g *de arraclán*
15 g *de cola de caballo*
15 g *de reina de los prados*
15 g *de varec vesiculoso*
20 g *de vid roja*

En infusión, una cucharadita por cada taza. Dos o tres tazas al día (trastornos de la menopausia, en particular los relacionados con la circulación sanguínea).

---

20 g *de artemisa*
30 g *de manzanilla*
15 g *de lavanda*
20 g *de melisa*

En infusión, una cucharadita por cada taza. Dos o tres tazas al día (trastornos de la menopausia, en particular sofocos).

---

15 g *de albahaca*
15 g *de trinitaria*
10 g *de caléndula*
15 g *de valeriana*

En infusión, una cucharadita por cada taza. Dos tazas al día.

---

20 g *de alquimilla*
10 g *de espino blanco*
25 g *de manzanilla*
15 g *de pasiflora*
15 g *de romero*
20 g *de salvia*

En infusión, una cucharadita por cada taza. Dos o tres tazas al día.

---

20 g *de manzanilla*
15 g *de muérdago*
20 g *de melisa*
25 g *de ortiga*
20 g *de salvia*

En infusión, una cucharadita por cada taza. Dos o tres tazas al día.

10 g de ajenjo
25 g de aquilea
20 g de espino blanco
20 g de hipérico
25 g de diente de león
15 g de valeriana

En infusión, una cucharadita por cada taza. Dos tazas al día.

❋   ❖   ❋

Para resolver o aprender a resolver ciertos trastornos de la menopausia y sentirse bien, hay que tener en cuenta también que algunos balnearios y centros de talasoterapia ofrecen programas específicos para las personas que estén en torno a los cincuenta años, los cuales, como complemento de tratamientos de puesta en forma, ofrecen información sobre la menopausia, proponen dietas equilibradas y una iniciación a ejercicios de memoria.

La andropausia

Se habla mucho menos de la andropausia que de la menopausia. Una de las principales razones de este silencio es que, si bien la menopausia afecta a todas las mujeres sin excepción y constituye un problema casi para la tercera parte de la población femenina total, la andropausia sólo afecta a una minoría de hombres, del 10 al 30 % solamente. Así pues, la mayoría de los hombres no experimentan carencias hormonales, fabrican esperma de manera continua y son capaces de procrear hasta el final de sus días. ¡Si hasta hay jóvenes padres de ochenta años! Los médicos, ginecólogos y endocrinólogos aún titubean ante este fenómeno cuyo estudio es reciente.

El proceso y las manifestaciones

Las consecuencias de un descenso de la testosterona, puesto que de eso se trata, están bastante mal delimitadas, menos claras que las de la carencia de hormonas sexuales en las mujeres, menos problemáticas y muy variables de un individuo a otro. Los trastornos de la andropausia, limitados, se manifiestan entre los 40 y los 70 años, o bien, para la mayoría de los hombres, jamás.

La producción de testosterona puede variar sin caer bruscamente debido a agresiones exteriores que influyen en el hipotálamo y la hipófisis sin que pueda diagnosticarse la andropausia. La fabricación de esperma puede reducirse por causas que nada tienen que ver con la andropausia: el tabaco, el estrés, el alcohol y tratamientos médicos como la quimioterapia.

La andropausia se diagnostica, en primer lugar, a raíz de una serie de trastornos, como la pérdida de la fecundidad, una disminución del deseo, eyaculaciones difíciles y escasas, una menor cantidad de vello púbico, una reducción del volumen de los testículos, fenómenos de fatiga, depresión, ansiedad e insomnio, a veces aumentos de peso y una hinchazón de las mamas.

Las manifestaciones de la andropausia que acabamos de enumerar no son patrimonio exclusivo de este fenómeno hormonal, lo cual constituye una de las dificultades para detectar la andropausia. Evidentemente, el mejor medio consiste en practicar análisis hormonales en los que es necesario medir no sólo la testosterona total, sino también la testosterona disponible, que es la que determina la presencia del trastorno hormonal de la andropausia. Los síntomas anteriores pueden derivar de problemas muy diversos. Hay que desconfiar, por ejemplo, de las manifestaciones de disminución del deseo y del insomnio, ya que, aunque pueden tener su origen en problemas hormonales, casi siempre reflejan estados depresivos frecuentes en torno a los cincuenta años.

Cabe precisar que no existe relación causa-efecto entre la andropausia y la impotencia. Resulta posible tener erecciones normales incluso con un nivel de testosterona muy bajo. La impotencia o la disminución de la libido en los hombres de esta edad se debe, en más del 80 % de los casos, a factores psicológicos: fatiga profesional, existencia de tabúes, ausencia de diálogo con la pareja, obsesión por el fracaso, miedo a la castración, rutina erótica, autoimagen poco valorada, etc.

Los tratamientos

Cuando se confirma el diagnóstico de la andropausia, el tratamiento consiste en la administración, por vía cutánea u oral, de medicamentos andrógenos. Antes de iniciar el tratamiento, siempre es necesario efectuar un chequeo del estado de la próstata, ya que el riesgo prostático resulta bastante frecuente en los hombres en edad de verse afectados por la andropausia. La próstata es una glándula que segrega el líquido nutritivo del esperma; se sitúa en la base de la vesícula biliar y es atravesada por el canal de la uretra.

Los trastornos de la próstata se manifiestan, en primer lugar, con deseos frecuentes de orinar y chorros de orina más débiles, que pueden deberse a una simple inflamación de la próstata o a la aparición de un adenoma (tumor benigno), que hay que controlar para evitar la formación de un cáncer. El tratamiento se basa en medicamentos alfabloqueadores o se efectúa mediante una intervención quirúrgica cuyas consecuencias son una eyaculación retrógrada (la eyaculación se efectúa en la vejiga) y no una impotencia como podría creerse.

El rostro

El envejecimiento de la piel es seguramente lo más preocupante desde el punto de vista estético. La piel del rostro, por ser la más expuesta a las miradas, es objeto de muchas inquietudes y atenciones, aunque por desgracia también es la más frágil. Con frecuencia, las primeras arrugas nos hacen tomar conciencia de forma brusca del paso del tiempo.

¿Qué es la piel?

La piel consta de tres capas superpuestas: la epidermis, la dermis y la hipodermis.

La epidermis

La epidermis es la capa más superficial y la única visible de la piel; constituye un tejido de revestimiento, fino y resistente, al que se incorporan elementos como las uñas, el pelo y las glándulas sudoríparas o sebáceas. La epidermis consta de varias capas córneas (queratina) que se desprenden y son reemplazadas por las precedentes. Aparte de los queratinocitos, que forman más del 80 % de las células de la epidermis, se hallan también los melanocitos, productores de la melanina responsable de la coloración de la piel y del bronceado.

La dermis

La dermis es un tejido conjuntivo compuesto de fibroblastos, que producen la sustancia fundamental, y de fibras de colágeno y elastina, que proporcionan a la piel su flexibilidad. Contiene asimismo una densa red de vasos y capilares encargada de alimentar la piel.

La hipodermis

Se trata de la capa más profunda de la piel; se compone de adipocitos, células que almacenan las grasas, y forma una especie de almohadilla protectora; en este mismo nivel se encuentran los pequeños músculos cutáneos que aseguran al rostro su expresión.

¿Cómo envejece la piel?

Los primeros signos exteriores del envejecimiento de la piel se producen sobre los 30 años; hacia los 40 o 50 años, las arrugas son bien visibles, la piel aparece más apagada y menos tonificada; hacia los 60 o 70 años, las arrugas resultan profundas y bien marcadas, la piel en su conjunto está flácida, un poco ajada y mucho más seca.

El contenido de agua de la piel disminuye de forma progresiva con la edad, y las fibras de colágeno y elastina se degradan. Los fibroblastos de la dermis están en plena actividad hasta el final de la pubertad; poco a poco esta actividad disminuye, hasta que se apaga lentamente y los fibroblastos —células no reproducibles— dejan de asegurar la renovación de la dermis. Los fibroblastos son responsables asimismo de la producción de las fibras de colágeno e influyen en la sustancia fundamental, la cual, entre otras cosas, tiene la función de fijar el agua. Por ello, la piel se va deshidratando, resecando y afinando.

Las fibras de elastina van perdiendo su capacidad de síntesis y desaparecen en el adulto.

Con la edad, los melanocitos dejan de producir melanina, lo que conlleva la aparición de manchas, denominadas «margaritas de cementerio», en las manos, el rostro y el escote, así como riesgos de melanoma.

La epidermis tiende a crecer, mientras que la dermis no lo hace y se vuelve poco a poco fibrosa; de ahí la formación de pliegues y arrugas. La capa córnea se reseca cada vez más por los motivos que hemos indicado, la producción de sudor y sebo disminuye con el tiempo (atrofia progresiva de las glándulas) y deja de garantizar la lubrificación y protección de las capas superiores de la piel.

Higiene

El estilo de vida, los principios de higiene de la piel y la dieta son esenciales para preservar el mayor tiempo posible la juventud de la piel. Es preferible aplicar estos principios básicos, sencillos y de sentido común, a martirizarse y acudir a un cirujano ante la menor arruga.

Higiene diaria de la piel

Existen tres tipos fundamentales de pieles: grasas, secas y normales.

La piel seca es muy fina, se deshidrata rápidamente, a veces carece de sebo y se arruga con facilidad.

La piel grasa, más espesa y brillante, no resulta menos frágil, se desequilibra y deshidrata con facilidad y reacciona de manera intensa ante las diversas agresiones.

CONSEJOS PARA MANTENER UNA BUENA PIEL

• Debe lavarse la piel cada día con agua y un jabón adecuado.

• Desmaquíllese a conciencia cada noche con una leche o un gel, y a continuación aplíquese un tónico que no sea demasiado astringente y que no lleve alcohol para hidratar, tonificar la piel y retirar la película grasa que ha dejado el desmaquillador. Cambie de algodón siempre que sea necesario.

• Se recomienda una crema de día tratante o hidratante y una crema de noche.

• Las cremas faciales se aplican efectuando pequeños masajes circulares ascendentes, partiendo del cuello.

• Antes de hidratar la piel y para que esté bien preparada para recibir la crema, puede darse un masaje en el rostro. Con la punta de los dedos ejerza presión en la piel y tire hacia dentro y hacia fuera plegándola; comience por la frente y descienda hasta el cuello. A continuación, efectúe un movimiento de tamborileo por todo el rostro.

• Nunca olvide el cuello al cuidarse el rostro.

• Cada quince días o cada semana, utilice una mascarilla para regenerar la epidermis, relajarla e hidratarla en profundidad.

• Cada quince días aproximadamente, hágase una limpieza de cutis después de una dilatación de los poros.

• Puede hacer dos tratamientos al año con ampollas de belleza.

• No use una manopla; efectúe un masaje en la piel con las yemas de los dedos. No se seque la cara frotándola con una toalla; séquela con pequeños toques de un pañuelo de papel.

• Protéjase la piel del sol, el frío, el viento y el agua salada.

• Cuídese la piel desde los veinte años para preparar la piel de los cincuenta.

El arsenal de los cuidados del rostro

LOS CUIDADOS «CASEROS»

Cuidados suavizantes y calmantes

Puede preparar aguas florales macerando lavanda, azahar, tila y margaritas. Unos pétalos de lirio blanco macerados en aceite de almendras dulces o germen de cereales proporcionan un excelente bálsamo para las pieles un poco gruesas que tienden a tirar. La célebre agua de rosas puede prepararse en casa macerando pétalos de rosa (dos cucharaditas en una taza llena de agua durante toda una noche). Se puede preparar otro tratamiento suavizante dejando en infusión unas flores de melocotonero o cimas de hipérico.

Cuidados hidratantes

Las mascarillas de piel de melocotones bien maduros (aplicados con la cara interna sobre la piel) son muy eficaces. Pueden prepararse asimismo cataplasmas de pepino, zanahorias o manzanas ralladas. Una decocción de salsifí aplicada localmente proporciona una piel muy fresca.

Cuidados contra la cuperosis

En aplicación local, resultan eficaces la pulpa de membrillo o una infusión de alquimilla.

Cuidados tonificantes

Una decocción de trinitaria silvestre (15 g por litro de agua durante cinco minutos), tomada a razón de tres tazas al día, durante quince días, tonifica la piel y da buen color. La decocción de hojas y raíces frescas de diente de león (30 g por litro de agua durante veinte minutos, dejadas en infusión durante varias horas) en las mismas proporciones y durante un periodo equivalente, produce efectos similares.

Cuidados contra el acné

Son recomendables la infusión de acedera (20 g por litro de agua, dos tazas al día) o de aquilea (20 g de flores y hojas por litro, tres tazas al día) o una decocción de bardana (50 g por litro de agua, a razón de tres tazas al día). Lavarse dos veces al día con una decocción de enebro (50 g de ramas machacadas en un litro de agua durante quince minutos) resulta asimismo eficaz.

Cuidados contra las arrugas

Parece ser que una decocción de hojas de tusilago (40 g en un litro de agua durante diez minutos), aplicada mediante compresas en el cuello y el rostro, tiene un efecto sensible en la atenuación de las arrugas.

Al desintoxicar el organismo, las tisanas a base de plantas con propiedades depurativas sólo pueden ejercer una acción beneficiosa en la piel. Entre estas plantas cabe citar: la alquimilla, el alquequenje, la bardana, el gordolobo, la borraja, el brezo, el boj, la grama, la dulcamara, el escaramujo, el agracejo, la fresa, el fresno, la fumaria, el enebro, el lúpulo, el hisopo, el lirio, el marrubio, la menta, el nogal, la cebada, la ortiga, la margarita, la parietaria, la trinitaria o pensamiento silvestre, la persicaria o duraznillo, el perejil, el diente de león, el llantén, el ciruelo (flores), los rabos de cereza, el regaliz, la reina de los prados, la centinodia, la zarzaparrilla, la saponaria, la caléndula y el saúco.

CREMAS… CONTRA EL TIEMPO

Las cremas antiarrugas tienen una eficacia muy variable, pero al menos presentan la ventaja de mejorar la hidratación de la piel, protegerla contra las agresiones exteriores y restaurar su película lipídica.

Algunas cremas prometen efectos regeneradores y rejuvenecedores difíciles de probar; también resulta problemático demostrar que los principios activos que contienen las cremas atraviesen de verdad la epidermis y penetren en la piel. Las mascarillas desincrustantes, sobre todo de arcilla para las pieles grasas, parecen ser beneficiosas para su cuidado; las mascarillas hidratantes, suavizantes, rejuvenecedoras, etc., tienen efectos variables y momentáneos, pero la piel suele quedar bien hidratada, y los rasgos descansados y tersos.

Los componentes de los cuidados del rostro

Por su textura, los *liposomas* mejoran el poder penetrante de las cremas, por lo que optimizan su acción. Los *glicoles* poseen asimismo un alto poder de penetración. Los *extractos embrionales, placentarios* o *tisulares* contienen enzimas y proteínas que tienen la propiedad de activar las células. La *elastina* y el *colágeno* retrasan el envejecimiento aportándole a la piel elementos nutritivos, una buena hidratación y la restauración de la película lipídica de la piel. La *jalea real* aporta elementos nutritivos de primera calidad y tiene poder regenerador. El *caolín* entra en la composición de algunas mascarillas, y absorbe las impurezas de la piel y los excesos de sebo. Las *vitaminas A, E* y *C* y el *selenio* ejercen una acción antioxidante y combaten los radicales libres. El *zinc* y el *cobre* tienen interesantes propiedades estimulantes para las células. Los *aceites vegetales* y los *ácidos grasos esenciales linoleicos* refuerzan la epidermis. Los derivados de *ADN* y de *extractos de núcleos celulares* regeneran y revitalizan la piel gracias a su acción de restauración celular.

La *vitamina A ácida* ejerce una acción real contra los radicales libres y un claro efecto regenerador. Las cremas y lociones a base de vitamina A ácida están dosificadas al 0,05 %. Deben aplicarse durante varios meses sin interrupción; los primeros resultados verdaderos se producen al cabo de tres meses, la mejora prosigue durante varios meses más, la piel aparece más lisa y suave, y luego los resultados se estabilizan durante unos seis meses. Hay que renovar de forma periódica el tratamiento y asociarlo con productos hidratantes con el fin de evitar que la piel se reseque.

El *lifting* mediante acupuntura fue inventado en 1984 por el Dr. Maurice Rubin; este consiste en recurrir a simples agujas o a unas corrientes de bajo voltaje que provocan una acción refleja local, además de ciertos efectos en la circulación energética global del organismo.

La piel debe prepararse, para lo cual se depura con unos masajes. Además, se refuerza el equilibrio coloidal y se fluidifica la sustancia fundamental mediante la aplicación de compresas de «suero coloidal».

Este tipo de intervención debe ser realizada por acupuntores especializados, ya que al estimular ciertos puntos del rostro, un aficionado podría provocar reacciones en cadena en diferentes órganos en virtud de las múltiples correspondencias que existen entre los puntos de acupuntura y los órganos que se hallan en los trayectos de los meridianos por los que circula la energía.

La aromapuntura, variante de la acupuntura, propone asimismo cuidados para la piel. Se trata de hacer penetrar en los distintos puntos de acupuntura unas sustancias a base de plantas, en general aceites esenciales. El aceite esencial de romero constituye un buen tonificante, el aceite de lavanda regenera la piel, el de manzanilla la suaviza e hidrata, el de hinojo resulta idóneo para las pieles grasas y el de mejorana va muy bien para las pieles fláccidas.

LA CIRUGÍA DE LA JUVENTUD

Hoy en día la cirugía ofrece, ante los problemas de orden estético, un gran número de soluciones más o menos fiables y con algunos efectos secundarios y riesgos, en particular a largo plazo, que aún no están bien evaluados: sólo hay que pensar en los casos de los implantes mamarios de silicona que han acabado provocando trastornos graves en un gran número de mujeres operadas.

El desarrollo de la cirugía estética puede interpretarse como uno de los síntomas de una sociedad donde parecer importa más que ser, en detrimento de los individuos, donde cada cual vive en un fantasma de sí mismo sin lograr jamás llegar a mirarse de verdad y aceptarse, donde la búsqueda desesperada de la felicidad pasa por unos dientes mejor alineados... Lo cual es sólo una ilusión, ya que también se necesitarían unos pómulos más altos, y así sucesivamente...

El recurso a la cirugía debe ser objeto de una reflexión madura y evitarse en la medida de lo posible. Una intervención de este tipo es una decisión importante, desde el punto de vista físico y psicológico. El paciente siempre debe contar con apoyo psicológico y dirigirse a los mejores especialistas, ya que, de lo contrario, el cuerpo de ensueño que debe levantarse de la mesa de operaciones corre el riesgo de ser el hermanito de Frankenstein. Las técnicas y operaciones más corrientes son: el *lifting*, las inyecciones de colágeno, la dermoabrasión, la liposucción, la lipoescultura, el *peeling* y los implantes de cabello.

El objetivo de la terapia zonal consiste en estimular el poder natural de regeneración del organismo mediante masajes vigorosos en puntos concretos del cuerpo o el rostro para liberar las terminaciones nerviosas de sus toxinas. En particular, la estimulación de determinados puntos, en correspondencia con diversos órganos de eliminación, permite tonificar la piel, así como ayudarle a regenerarse y conservar un aspecto joven, flexible y sano.

En estos puntos hay que realizar con la yema del pulgar o del dedo corazón unos movimientos circulares intensos durante treinta segundos.

Para purificar y oxigenar la piel, los dos puntos correspondientes se encuentran en la parte superior de la frente. Efectúe un masaje en un sentido y a continuación en el otro (véase figura 2).

Contra las ojeras y la cuperosis, efectúe un masaje en los dos puntos situados cerca de los ojos hacia dentro, y luego hacia fuera (véase figura 3).

Para tener un buen color, el punto correspondiente se encuentra justo en la punta de la nariz (véase figura 4).

Para tonificar el rostro, los puntos se hallan entre las aletas de la nariz y el centro de la boca. Efectúe un masaje hacia dentro (véase figura 5).

Para eliminar las toxinas de la piel, el punto se encuentra en el centro de la barbilla, en su parte más prominente (véase figura 6).

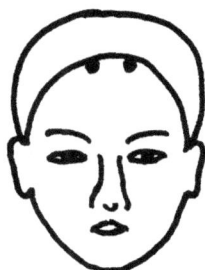

Figura 2

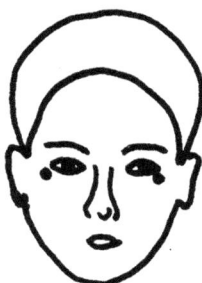

Figura 3

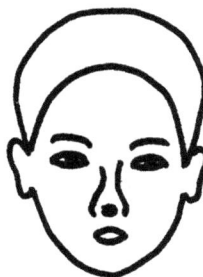

Figura 4

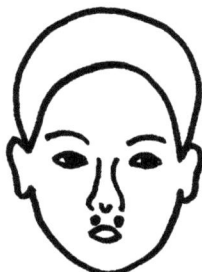

Figura 5

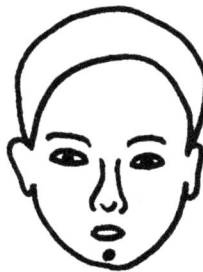

Figura 6

Ejemplos de puntos del rostro para el masaje, según J. Corvo

Estilo de vida

El deporte

Aunque parezca muy alejada del aspecto de la piel, la práctica de un deporte no debe pasarse por alto (véase el capítulo «El cuerpo en forma»). La actividad física permite una buena oxigenación de los tejidos y, por lo tanto, también de la piel. Por otra parte, media hora de deporte al día ayuda mucho a eliminar las tensiones de la vida cotidiana que acaban leyéndose en el rostro. También resulta útil ejercitar de forma periódica los músculos cutáneos para conservar toda su flexibilidad y su dinamismo. El trabajo con estos pequeños músculos que a menudo ignoramos también permite, al tomar conciencia de su existencia, tensión y función, aprender a relajarlos por completo para descansar el rostro.

EJEMPLOS DE EJERCICIOS DE GIMNASIA FACIAL

• Pronuncie el sonido «o» estirando y plegando los labios al máximo.

• Apriete los dientes y estire al máximo las comisuras de los labios hacia los lados como si quisiera dividir la cara en dos.

• Cierre los ojos y la boca; pliegue fuerte todo el rostro en una mueca de disgusto. Relaje.

• Con la cabeza ligeramente inclinada hacia atrás, pase la mandíbula por delante del maxilar superior y tense al máximo.

• Con los ojos entreabiertos, contraiga sólo los músculos de los párpados inferiores, y luego relaje.

El sueño

Dormir bien resulta necesario para el rostro. Un buen sueño permite que el rostro y los músculos cutáneos se relajen y descansen, y que la piel se regenere suavemente. Después de una buena noche, la piel del rostro siempre aparece más fresca y flexible, los rasgos no están tensos y el rostro no está hinchado. (Véase el capítulo «El sueño»).

El alcohol y el tabaco

El alcohol causa problemas de oxigenación y nutrición de los tejidos. Un consumo importante origina en poco tiempo una tez brillante y con cuperosis, un rostro de aspecto abotargado. Pero un vaso de vino y un aperitivo de vez en cuando no influyen en la piel, tampoco exageremos, ¡todo es cuestión de medida!

Nunca se insistirá lo suficiente sobre los estragos que causa el consumo de tabaco en el cutis. El tabaco es un factor innegable de envejecimiento prematuro. Constituye una agresión permanente para la epidermis a partir de una cantidad aproximada de diez cigarrillos al día: la tez se vuelve mate muy pronto, la piel pierde su equilibrio en agua y se deshidrata. La nicotina provoca pequeños espasmos de los vasos que dificultan la oxigenación y nutrición de la piel. Además, el tabaco ejerce una acción inhibidora de la producción de fibras elásticas; la piel pierde flexibilidad. Deshidratación, desnutrición, pérdida de elasticidad: ¡las arrugas no están lejos!

El sol

Ese sol tan maravilloso para la moral es probablemente el enemigo más temible de la piel, y las ansias de bronceado causan daños irreparables en el rostro.

La combinación de tabaco y sol multiplica por doce el riesgo de envejecimiento. Además, el sol representa un gran factor de riesgo para la aparición del cáncer. Los dermatólogos calculan que es responsable de entre el 60 y el 80 % del envejecimiento y del cáncer de piel.

Si la exposición al sol es regular, a partir de los 20 o 30 años se pueden observar al microscopio lesiones y una rarefacción ya avanzada del colágeno. La piel acaba curtiéndose y ajándose; las arrugas se vuelven más profundas, la piel se presenta rugosa al tacto, de aspecto mate y amarillento, a veces con graves trastornos de la pigmentación (manchas blancas u oscuras).

La atmósfera deja pasar diferentes radiaciones solares, los rayos infrarrojos (más de 800 nanómetros de longitud de onda), la luz visible (de 400 a 800 nanómetros), los rayos ultravioletas A o UVA (de 320 a 400 nanómetros) y los rayos ultravioletas B o UVB (de 280 a 320 nanómetros). La luz visible deshidrata la piel y los rayos infrarrojos pueden provocar lesiones, pero las radiaciones más peligrosas son las ultravioletas, sobre todo las B, ya que hasta un 30 % de ellas aproximadamente alcanza la dermis y la deteriora. Así, se ven afectadas las fibras elásticas y la sustancia fundamental, y el agua deja de ser retenida en cantidad suficiente por los tejidos; los fibroblastos sufren lesiones que alteran la producción de colágeno; la queratina producida deja de ser de buena calidad; los rayos ultravioletas dañan las moléculas de ADN y las enzimas, y aceleran la producción de radicales libres.

La piel se ve afectada en grado diferente según sea más o menos blanca y fina, siendo las pieles mates o negras las menos sensibles a las radiaciones solares.

De todos modos es preferible tomar ciertas precauciones al exponerse al sol, en primer lugar evitando las exposiciones prolongadas así como la franja horaria 11 h - 15 h, cuando el sol está en su cenit. Si la piel no se ha expuesto de forma directa desde hace varios meses, hay que comenzar de forma progresiva —el bronceado será más armonioso y duradero— y aplicarse pantalla total. Al cabo de unos días, se irá disminuyendo el índice solar. Hay que repetir de forma periódica la aplicación de crema y siempre después de hacer deporte o bañarse. Por último, cabe destacar que el agua y la nieve agravan los efectos nefastos del sol.

La moda de las pieles bronceadas ha acarreado un auge casi incontrolado de los centros de bronceado artificial, que también requieren las máximas precauciones. El uso regular de las lámparas de bronceado envejece la piel tanto como el sol y multiplica por dos el riesgo de melanoma maligno.

En caso de exposición solar hay que tener cuidado también con la administración simultánea de ciertos medicamentos y sustancias, como los antibióticos, los antidepresivos y la píldora anticonceptiva.

La alimentación de la piel

La función de la alimentación es primordial para el buen funcionamiento de todo el organismo. La dieta tendrá en la piel unas consecuencias positivas o negativas (véase capítulo «Dietética de la juventud»).

La base de una buena higiene alimentaria es comer ligero pero de todo. Hay que velar por que la piel tenga las suficientes vitaminas, proteínas y oligoelementos para preservar toda su frescura. Sin proteínas, no se efectúa la renovación de los tejidos. Hay que dar preferencia a las grasas vegetales, en detrimento de las animales, pobres en colesterol y ricas en vitaminas y ácidos grasos esenciales. La vitamina A tiene efectos espectaculares en la tez y la tonificación de la piel, y lucha contra su sequedad. Las vitaminas del grupo B son imprescindibles para el sistema nervioso y ayudan a conservar una piel sana y «sin arrugas», un bonito color de pelo y unos ojos brillantes; la vitamina B_{15} facilita la circulación del oxígeno y favorece la regeneración de los tejidos. La vitamina C mantiene el dinamismo de los tejidos, la vitamina E o vitamina del «rejuvenecimiento» prolonga la vida de las células y desintoxica el organismo, la vitamina K sirve para una buena coagulación sanguínea, y una carencia de yodo altera la piel.

Hay que tener en cuenta asimismo que las mejores armas contra los radicales libres son las vitaminas A, E y C, el selenio, el zinc, el manganeso y los aminoácidos que contienen azufre, como la cisteína y la metionina.

La última regla alimentaria esencial para la belleza de la piel consiste en beber, beber… al menos un litro y medio de agua al día.

La conservación de un cabello bonito

La cabellera es un atributo innegable de la seducción. La antigüedad ensalzaba ya la belleza de las cabelleras femeninas, y asociaba, en el caso de los hombres, el cabello con la virilidad y la fuerza física. Según las civilizaciones, el cabello fue también atributo del poder religioso o civil.

El cabello y el vello son producciones anexas de la piel. El cabello está formado por varias capas ricas en queratina e impermeables al agua. La capa superior se compone de escamas que determinan el brillo y la porosidad del cabello. El vello experimenta una fase de crecimiento de entre tres y seis años, y luego una fase estacionaria de varios meses. A continuación, el bulbo se atrofia y se desprende, y el vello cae. Un bulbo vive varios años y puede dar origen a quince cabellos o pelos consecutivos, lo cual explica que a partir de cierta edad remita el vello y caiga el cabello sin volver a salir. Antes de dejar de salir, el cabello se hace más escaso y fino, así como más frágil debido a la progresiva disminución de la actividad del bulbo. Cabe destacar que el crecimiento del cabello y el vello es muy sensible a las hormonas sexuales; de ahí las perturbaciones observadas con frecuencia en la menopausia o la andropausia. El riego sanguíneo, la nutrición y la oxigenación del cuero cabelludo también intervienen en el proceso del crecimiento.

El color del cabello depende de las células de melanina cercanas al bulbo. Estas células, como otras muchas, se vuelven menos activas con la edad y ocasionan una falta de pigmentación... así es como el cabello encanece.

Los problemas de calvicie aparecen en el hombre a una edad muy variable; algunos pierden el cabello a partir de los treinta años y otros tienen todo su pelo a los setenta años. La calvicie comienza por las sienes o la coronilla, y se anuncia con cabellos cada vez más escasos en dichas zonas. En la mujer, la calvicie es mucho menos frecuente, aunque puede manifestarse después de la menopausia.

Algunas agresiones y desarreglos pueden provocar la caída del cabello o una disminución de su calidad, como el tabaco, el sol, los lavados demasiado frecuentes y con champú astringente, el estrés, el exceso de seborrea y los problemas hormonales.

La higiene del cabello

Algunos principios básicos muy sencillos benefician la fuerza y el brillo de los cabellos.

• Lavados frecuentes, delicados y cuidadosos con un champú suave y adecuado para la naturaleza del cabello. El champú debe utilizarse tibio para disolver las grasas, y siempre hay que aclarar bien.

• Hay que proteger la cabellera de las agresiones como el viento, el agua salada, la contaminación, el estrés, la fatiga y el sol. Deben evitarse al máximo los tintes, decoloraciones y permanentes que, si bien han mejorado mucho, siguen siendo agresivos.

• Hay que cepillarse el cabello de forma regular y suave para evitar que se estropeen las escamas y se irrite el cuero cabelludo. Lo mejor es un cepillo de seda natural o de cerdas de jabalí.

Es fácil percibir a simple vista las diferencias de calidad del cabello: espesor, tono, brillo, puntas perfectas, etc. La evaluación del estado del cuero cabelludo resulta menos evidente, aunque no deja de ser bastante sencilla, y como no hay hermosa cabellera sin cuero cabelludo sano más vale preocuparse de este.

Para apreciar la consistencia del cuero cabelludo, hay que colocar los dedos sobre el cráneo y tratar de mover el cuero cabelludo: si no tiene movimiento, es que hay un problema. Para poner a prueba el espesor del cuero cabelludo, conviene pellizcarlo y comprobar que resulta fácil.

Recordemos asimismo que la vitamina B, sobre todo el D-pantenol, es imprescindible para el crecimiento del cabello, y que la vitamina H ejerce una interesante acción reguladora del metabolismo cutáneo.

Soluciones contra la calvicie

Existen numerosos tratamientos más o menos eficaces sin contar la intervención quirúrgica. Inyecciones, lociones y comprimidos rivalizan en prometer la interrupción de la caída del cabello e incluso un nuevo crecimiento. En la actualidad, la sustancia más activa y eficaz es el *minoxidil*, que constituye el más radical de los tratamientos y activa de forma muy clara el crecimiento del cabello (hay que contar con cuatro meses de tratamiento al menos). En la mayoría de los casos se utiliza una solución al 2 % y se observa en el 80 % de los casos una interrupción de la caída del cabello, y en el 30 % un verdadero crecimiento. Como cualquier tratamiento, debe emprenderse lo antes posible, ya que sus posibilidades de éxito son superiores en una calvicie incipiente que en un problema instalado desde hace ya mucho tiempo. No da resultado en calvicies antiguas. Existen otros tratamientos a base de biotina, cistina o bepanteno, aunque presentan una eficacia mediana.

Algunas plantas tienen fama por su acción contra la caída del cabello; por ejemplo, puede cocer una cucharadita de raíz de bardana en un poco de agua. Deje que se reduzca y frótese el cuero cabelludo con el producto. Debe aplicarse todos los días para obtener buenos resultados. La ortiga también resulta útil: puede preparar una decocción de raíz de ortigas (250 g de raíz en un litro de agua y 500 ml de vinagre blanco) y utilizarla cada día como loción.

El cuerpo en forma

Una silueta esbelta, un aspecto ágil, un cuerpo flexible, armonioso y resistente a los veinte años como a los cuarenta o los sesenta años: ¿para qué avivar la herida con este tipo de utopías? Sin embargo, conservar durante mucho tiempo un cuerpo que presente todas las propiedades de un cuerpo joven y que siga siendo agradable mirar no es una loca quimera. Si miramos a nuestro alrededor, sin duda encontraremos un ejemplo que nos demuestre que es posible. Cuestión de naturaleza, replicarán algunos. No, o más bien no sólo, ya que si bien es cierto que unos se ven más favorecidos que otros, si no se cuidan, acabarán con unas piernas como postes, una espalda en forma de cruz de calvario y una barriga que siempre les precederá por el mundo.

La receta es sencilla —porque la hay—: una alimentación sana y equilibrada (véase capítulo «Dietética de la juventud») y la práctica regular de actividades físicas. No hay milagros fuera de estos dos principios, y por mucho que nos hagan una liposucción en la tripa el resultado nunca será tan satisfactorio, natural y definitivo como el que se obtiene con algunas medidas de sentido común.

La silueta y el aspecto físico

El cuerpo es un maravilloso mecanismo, complejo, preciso, fuerte y frágil a la vez. Este forma un conjunto en el que si se altera un engranaje, se verá afectado en su totalidad. Garantizan el buen funcionamiento de nuestro organismo 214 huesos y unos 570 músculos. Por ello, será necesario ocuparse del cuerpo globalmente y velar siempre por el desarrollo y el mantenimiento armonioso de toda la masa muscular. Es necesario desde un punto de vista médico, pero también estético: ¡basta observar en la playa a esos hombres de pectorales muy desarrollados que pasean su ancho torso sobre unas piernas enclenques y varicosas!

Por ello, habrá que proteger y alimentar nuestros huesos y articulaciones, ejercitar nuestros músculos y vivificar y regenerar todo el cuerpo.

Nunca se ensalzarán lo suficiente los beneficios que proporciona el deporte: mantenimiento de la capacidad pulmonar, del corazón y las arterias, conservación de la flexibilidad, la motricidad, la precisión de los gestos, resistencia, acción relajante, lucha contra la osteoporosis... belleza y seducción.

No obstante, antes de lanzarse a un desenfrenado programa de puesta en forma se imponen algunos consejos de prudencia. Si no se ha practicado deporte desde hace mucho tiempo, conviene empezar poco a poco y practicar al principio deportes que no sean violentos y que ejerciten el cuerpo con flexibilidad: natación, gimnasia acuática, *tai chi*, *stretching*, caminar, etc. Si es necesario, hágase un chequeo; si tiene problemas de corazón o espalda, el médico le recomendará y prohibirá ciertos ejercicios o movimientos. Antes de comenzar una sesión deportiva, siempre debe hacer un calentamiento. Piense en su respiración, aprenda a oxigenar su cuerpo para sentirse bien y poder soportar un esfuerzo (véase el capítulo «Combatir el estrés», apartado «Respire»): cuando haga ejercicio, inspire de forma prolongada siempre por la nariz y espire por la boca; concéntrese en la respiración para que sea regular y profunda y no se vea perturbada por los movimientos. Haga un poco de ejercicio cada día: más vale un cuarto de hora al día de gimnasia que una semana de *rafting* al año. ¡Y no valen excusas! Por supuesto, no tiene tiempo, ni ánimo, no hay un gimnasio junto a su casa… Entonces, ¿por qué no una bicicleta estática? ¡Media hora delante del telediario de las nueve!

Un cuerpo flexible

Los ejercicios de flexibilidad y los estiramientos permiten desentumecer el cuerpo y robustecerlo con delicadeza; los músculos se alargan, se fortalecen, aumentan su amplitud de movimiento sin efecto «hinchado». Así, participan mucho en una silueta esbelta, de aspecto ligero, de gestos flexibles y cómodos. Estos ejercicios deberían practicarse de forma regular e iniciar la sesión de gimnasia. Deportes como la natación y el *stretching* también permiten ejercitar todos los músculos con suavidad y flexibilidad.

EJERCICIO 1

Posición de partida: de pie, pies juntos y brazos a lo largo del cuerpo. Poniéndose de puntillas, estire los brazos hacia el cielo lo más alto posible. Aguante cinco segundos y vuelva a la posición de partida.

EJERCICIO 2

Posición de partida: sentado con las piernas cruzadas, con los brazos colgando. Acompañando la inspiración, lleve los hombros hacia arriba y luego hacia atrás, como si quisiéramos abrir las costillas. Al espirar, prosiga el movimiento en sentido contrario y lleve los hombros hacia abajo y hacia delante formando una cavidad en el plexo solar.

EJERCICIO 3

Posición de partida: sentado, con las piernas abiertas y estiradas, manos detrás de los glúteos. Estire los brazos por encima de la cabeza e inclínese para aferrar la planta del pie derecho con las dos manos, tratando de llevar el tórax por encima de la pierna derecha y, si es posible, consiga que se toquen. Aguante en esa postura unos segundos. Vuelva a la posición de partida y realice el mismo movimiento, pero hacia el pie izquierdo.

EJERCICIO 4

Posición de partida: de pie, con las piernas abiertas, o pies juntos si ya se tiene flexibilidad, los brazos colgando a lo largo del cuerpo. Baje el tórax hacia el suelo enroscando vértebra a vértebra toda la columna vertebral a partir de la cabeza. Toque el suelo con las manos o agárrese los pies por detrás de los talones. Mantenga el estiramiento quince segundos y vuelva a subir desenroscando poco a poco la columna vertebral a partir de la pelvis.

EJERCICIO 5

Posición de partida: de pie, con las piernas ligeramente abiertas y los brazos extendidos hacia el cielo. Bascule toda la parte superior del cuerpo y los brazos estirados hacia la izquierda; estire al máximo como si se quisiera agarrar algo en ese lado. Mantenga el tórax y los brazos en el eje de las piernas, sin bascular hacia atrás ni hacia delante. Vuelva a la posición de partida y realice el movimiento hacia el lado derecho.

EJERCICIO 6

Posición de partida: de pie o sentado en una silla o con las piernas cruzadas, pero con la espalda recta. Incline la cabeza hacia delante y toque el tórax con la barbilla; mantenga el estiramiento, relaje. Idéntico ejercicio pero con la cabeza hacia atrás (mantenga la boca cerrada y respire por la nariz), y luego sobre el hombro derecho y el hombro izquierdo.

Un vientre liso

El vientre es una zona sensible, los excesos de grasa siempre tienden a acumularse en esta zona —en particular con la edad—, tanto en los hombres como en las mujeres. Además, la ausencia de musculatura se añade al aspecto fláccido que pueden adoptar los tejidos.

Un buen cinturón abdominal es indispensable para la sujeción de las vísceras y el correcto funcionamiento de los órganos de eliminación, y resulta esencial para una buena postura. Un vientre redondo y blando y una cintura gruesa y sin gracia recargan y envejecen la silueta de forma considerable. Unos sencillos ejercicios que ejerciten el cinturón abdominal permiten mantener un bonito vientre liso y firme capaz de hacer soñar a las actrices de cine.

Ejercicio 1

Posición de partida: de pie, con las piernas abiertas, los brazos en cruz y las manos apoyadas en los hombros.

Lleve el tórax, los brazos y la cabeza hacia el lado derecho, lo más atrás posible, como si se quisiera mirar algo situado detrás, manteniendo el conjunto de la parte superior del cuerpo sobre un mismo eje. Atención: la pelvis no tiene que moverse en absoluto. Regrese a la posición de partida y lleve a cabo el movimiento en el otro sentido.

Para flexibilizar y afinar la cintura, vea asimismo el ejercicio 5 del apartado anterior, «Un cuerpo flexible».

Ejercicio 2

Posición de partida: de pie, con las piernas abiertas y ligeramente flexionadas y los brazos en cruz.

Bascule la pelvis, y sólo la pelvis, hacia delante y hacia atrás, y después hacia el lado derecho y el lado izquierdo. Cuando los movimientos resulten amplios y bien controlados, dibuje círculos con la pelvis en torno a un eje vertical en un sentido, y, a continuación, en el otro.

Ejercicio 3

Posición de partida: tumbado sobre la espalda, con las piernas flexionadas, los pies planos sobre el suelo y los brazos en cruz.

Estire las piernas por encima del suelo. Regrese a la posición de partida y vuelva a empezar rápidamente. Esfuércese por mantener las lumbares en el suelo.

Ejercicio 4

Posición de partida: tumbado sobre la espalda, con los brazos en cruz.

Levante las piernas juntas hacia el cielo formando un ángulo recto entre las piernas y la pelvis. Inspire estirando las puntas, espire profundamente llevando la planta de los pies a la posición horizontal.

Ejercicio 5

Posición de partida: tumbado sobre la espalda, con las piernas estiradas en el suelo y las manos detrás de la nuca.

Levante el tórax y toque con el codo derecho la rodilla izquierda, que se acercará al cuerpo.

Vuelva a la posición de partida y haga que se toquen el codo izquierdo y la rodilla derecha, y así sucesivamente.

EJERCICIO 6

Posición de partida: tumbado sobre la espalda, con las piernas estiradas y las palmas de las manos en el suelo. Levante las dos piernas juntas, manténgalas unidas por encima del suelo, con los pies estirados; dibuje círculos en un sentido y luego en el otro. Mantenga siempre las lumbares en contacto con el suelo.

Unos glúteos firmes

Los glúteos y las caderas son zonas sensibles en las que se tiende a acumular grasa y celulitis, sobre todo en las mujeres. Como ocurre con el vientre, incluso sin grasa, si la musculatura de los glúteos es débil, el aspecto general resultará blando, sin gracia, y hará perder a la silueta todo su dinamismo.

EJERCICIO 1

Posición de partida: tumbado en el suelo, con los brazos a lo largo del cuerpo y las piernas dobladas. Manteniendo los brazos y la cabeza apoyados en el suelo, bascule el tórax, los glúteos y los muslos hacia arriba, de modo que el conjunto forme una línea recta y un ángulo con las pantorrillas.

Mantenga esta posición y realice rápidos y pequeños movimientos del cuerpo desde arriba abajo contrayendo bien los glúteos para subir.

EJERCICIO 2

Posición de partida: tumbado sobre el costado derecho, con la mano izquierda en el suelo delante del tórax y las piernas estiradas en el eje del cuerpo.

Durante el ejercicio, controle que la pelvis no bascule ni hacia atrás ni hacia delante. Con los pies estirados, levante la pierna izquierda y realice una serie de vibraciones de arriba hacia abajo. Lo mismo con el pie flexionado. Cambie de lado y repita el ejercicio.

EJERCICIO 3

Idéntica posición e idéntico principio para este ejercicio que para el anterior, pero las vibraciones de la pierna ya no se efectúan en el eje del cuerpo, sino de delante hacia atrás.

EJERCICIO 4

En la misma posición, tumbado sobre el costado derecho, levante las dos piernas y realice pequeños movimientos de tijera. Lo mismo sobre el costado izquierdo.

Unas piernas bonitas

Lo más recomendable para mantener unas piernas bonitas es, sin duda alguna, la práctica de ejercicios adecuados que permitan moldear las piernas y darles el aspecto que deseamos.

Hay que evitar por todos los medios permanecer de pie de forma prolongada, así como la vida sedentaria. Caminar supone el medio más accesible y sencillo para hacer ejercicio físico.

En una primera fase será suficiente dejar de coger el coche para ir a comprar el pan y subir las escaleras en lugar de tomar el ascensor o las escaleras mecánicas. Muchos deportes permiten ejercitar las piernas, como la carrera o la bicicleta, que es excelente para el corazón, el aparato respiratorio y la musculatura de las piernas, ya que los movimientos necesarios constituyen verdaderos masajes de las piernas que luchan contra las varices: unas piernas musculosas, finas y bien torneadas no son bonitas si están cubiertas de varices.

Las varices provienen de la dilatación de las venas, ocasionada por una mala circulación de la sangre, por la obesidad, una alimentación demasiado grasa y pobre en fibra y vitaminas C y E, y la vida sedentaria.

Para evitar la formación de varices, en ocasiones resulta indicado llevar medias de contención; también se puede colocar una cuña bajo los pies durante el sueño para elevar un poco las piernas y procurar no exponer demasiado las piernas al calor (sol, baño caliente, sauna, calefacción en el suelo, etc.).

Más del 20 % de los españoles padece de varices, así que el problema no es excepcional, sobre todo a partir de los cincuenta años.

En sus inicios, las varices pueden tratarse con geles venotónicos derivados de la vitamina P, plantas y ciertas curas termales. Para las varices pequeñas, pueden bastar unas inyecciones específicas.

Sin embargo, en una fase ya más avanzada, no hay otra solución que recurrir a la cirugía, la cual consiste, básicamente, en extirpar la vena enferma en pequeños fragmentos o de una sola vez. Este último tipo de intervención puede efectuarse mediante una técnica basada en la aplicación de bajas temperaturas (criocirugía).

Contra las varices y para activar la circulación de la sangre o fluidificarla, algunas plantas resultan muy eficaces, en particular: la vid roja, el brusco, la hamamelis, el arándano, el avellano, el carraspique, la aquilea, la centaura, las hojas de nogal, etc.

EJEMPLOS DE INFUSIONES CONTRA LAS VARICES

20 g de aquilea
10 g de espino blanco
20 g de carraspique
15 g de muérdago
20 g de hisopo
10 g de matricaria
20 g de vid roja

En decocción, una cucharada por taza. Deje enfriar y macerar. Tome una o dos tazas al día.

20 g de aquilea
25 g de manzanilla
20 g de menta
15 g de caléndula

En infusión, una cucharadita por cada taza. Dos o tres tazas al día.

15 g de abedul
25 g de melisa
20 g de llantén
15 g de regaliz
15 g de salvia

En infusión, una cucharadita de postre por taza. Dos tazas al día.

20 g de aquilea
15 g de bardana
15 g de hojas de nogal
25 g de ortiga
15 g de trinitaria

En infusión, una cucharada por taza. Una o dos tazas al día.

20 g de aquilea
15 g de agrimonia
15 g de centaura
15 g de corteza de roble
20 g de grama
15 g de hojas de nogal
15 g de valeriana

En infusión, una cucharadita por cada taza. Dos tazas al día.

20 g de aquilea
15 g de alquimilla
20 g de melisa
15 g de menta
20 g de persicaria

En infusión, una cucharadita de postre por taza. Tome tres tazas al día.

20 g de aquilea
25 g de abedul
15 g de escaramujo
10 g de enebro
25 g de centinodia
15 g de cola de caballo

En infusión, una cucharadita de postre por taza. Tome tres tazas al día.

30 g de manzanilla
10 g de lúpulo
20 g de llantén
20 g de centinodia
15 g de salvia
15 g de caléndula

En infusión, una cucharadita de postre por taza. Tome tres tazas al día.

30 g de arándano
30 g de grama
30 g de ortiga
20 g de diente de león

En infusión, una cucharada por taza. Dos o tres tazas al día.

25 g de aquilea
20 g de melisa
15 g de ortiga
10 g de ruda

En infusión, una cucharadita de postre por taza. Dos o tres tazas al día.

20 g de aquilea
20 g de manzanilla
10 g de centaura
15 g de llantén
10 g de romero
15 g de caléndula
15 g de valeriana

En infusión, una cucharadita por cada taza. Tome tres tazas al día.

Ejercicios para reafirmar y muscular muslos y pantorrillas, y afinar las piernas manteniéndolas bien torneadas

EJERCICIO 1

Posición de partida: de pie, con los pies juntos y los brazos colgando a lo largo del cuerpo. Póngase de puntillas y vuelva a la posición de partida. Haga el mismo ejercicio veinte veces con los pies hacia fuera, y luego hacia dentro.

EJERCICIO 2

Posición de partida: de pie, con los pies juntos. Estire la pierna derecha hacia delante sin levantarla del suelo (ponga el pie de punta al final del movimiento) y vuelva a la posición de partida. Repita varias veces. Idéntico ejercicio pero levantando la pierna lo más alto posible, con el pie estirado. Repita varias veces.

A continuación, haga estos dos ejercicios, pero estirando la pierna de lado. Repita varias veces. Trabaje con el lado y la pierna izquierdos de la misma forma. Sólo se mueve la pierna; el resto del cuerpo debe permanecer inmóvil.

EJERCICIO 3

Posición de partida: sentado, con las piernas flexionadas, los pies juntos contra los glúteos y la espalda recta.

Separe y deje caer las rodillas hacia el suelo; ejerza una presión sobre ellas para que bajen lo más posible; los pies se juntan planta contra planta. Vuelva a la posición de partida.

EJERCICIO 4

Posición de partida: de pie, con los pies juntos y los brazos a lo largo del cuerpo. Corra sin avanzar durante varios minutos. Repita el ejercicio tratando de llevar las rodillas lo más alto posible. Idéntico ejercicio de carrera, pero en cada movimiento los talones deben tocar los glúteos.

Efectúe también los ejercicios 3 y 4 del apartado «Un cuerpo flexible», que son excelentes para las piernas.

Trabajar la espalda, los pectorales y los brazos

Estos conjuntos de músculos deben mantenerse como los demás si queremos conservar una buena estatura, un porte altivo, unos senos firmes y una espalda recta, sin cifosis (espalda encorvada), que dé prestancia a todo el cuerpo. Trabaje con suavidad la espalda y la flexibilidad de la columna vertebral, verdadero armazón de todo el cuerpo; evitará muchos problemas de dolor de espalda.

EJERCICIO 1

Posición de partida: de pie o sentado, siempre con la espalda bien recta. Junte las manos por debajo de los senos como en actitud de rezar, y presione con mucha fuerza las palmas una contra otra. Cuente al menos hasta diez manteniendo la presión, y después suelte. Este ejercicio, excelente para el mantenimiento del pecho, puede hacerse con facilidad varias veces al día.

EJERCICIO 2

Posición de partida: de pie, con los brazos a lo largo del cuerpo. Levante de forma alternativa el hombro derecho y luego el hombro izquierdo. Sólo deben moverse los hombros. Efectúe a continuación rotaciones completas del hombro derecho desde delante hacia atrás, y seguidamente desde detrás hacia delante. Haga lo mismo con el hombro izquierdo.

EJERCICIO 3

Posición de partida: de pie, con los brazos en cruz en la prolongación y el eje de los hombros. Doble la muñeca al máximo hacia abajo. Con la mano así orientada hacia el suelo, efectúe con todo el brazo pequeños movimientos de abajo arriba. Haga lo mismo pero doblando la muñeca al máximo hacia arriba, con la punta de los dedos hacia el cielo.

También puede hacerse en la misma posición el siguiente ejercicio: con los brazos, y esta vez con las manos estiradas, siempre en la línea de los hombros, dibuje pequeños círculos en un sentido y luego en el otro.

EJERCICIO 4

Posición de partida: de pie, delante de una mesa u otro apoyo, con las piernas abiertas. Estire los brazos por encima de la cabeza y bascule el tórax y los brazos estirados hacia delante hasta que las muñecas descansen en el apoyo; los brazos deben tocar las orejas y el torso formar un ángulo recto con las piernas; no se encorve, la espalda debe presentar una línea recta. Deje caer el brazo derecho hacia el suelo, y luego imprímale una amplia rotación para volver a la posición inicial. Este movimiento corresponde a los del *crawl*. Después de ejercitar el lado derecho, pase al lado izquierdo.

EJERCICIO 5

Posición de partida: tumbado sobre el vientre, con las piernas juntas, los brazos a lo largo del cuerpo y la frente contra el suelo. Levante la cabeza y la nuca, con la frente siempre orientada hacia el suelo, y despegue los brazos abriendo los hombros al máximo como para que se toquen los omoplatos. Vuelva despacio a la posición de partida.

EJERCICIO 6

Posición de partida: tumbado de espaldas, con las piernas dobladas. Lleve las rodillas contra el pecho estrechándolas con los brazos, levante la cabeza y ruede con suavidad de derecha a izquierda, y luego, desde delante hacia atrás. En todo momento puede hacerse este ejercicio para descansar la espalda y darse un masaje en la columna vertebral.

Combatir la celulitis

La celulitis, terrible plaga temida como la peste prácticamente por todas las mujeres, no es una verdadera enfermedad. Tampoco es una inflamación ni una forma de obesidad. Se trata de una modificación de los tejidos que afecta de forma más específica a las mujeres y a ciertas partes del cuerpo. La generan varios fenómenos: una mala circulación linfática y venosa, la acumulación de grasas en los adipocitos (células grasas del organismo), la retención de líquidos y el depósito de sustancias de desecho en la sustancia fundamental (elemento de relleno entre los tejidos, sustancia que contiene células y fibras y que forma la dermis). En cuanto a las células grasas, hay que saber que no se multiplican, a diferencia de lo que cabría esperar; en cambio, sí son extensibles y pueden aumentar de volumen debido en particular a una mala alimentación y a la vida sedentaria.

Cuando se ha sido «gordo» se tiene más riesgo de volver a serlo, ya que las células distendidas sólo piden llenarse de nuevo con cualquier pastel. Por otra parte, hay que desconfiar de las dietas drásticas y repetitivas que acaban distendiendo los tejidos por completo: el glúteo se ha podido reducir con una dieta, pero queda fláccido y ajado.

Volvamos al tema de la celulitis. Las causas de su asentamiento son múltiples, acumulables y variables: hormonales (es frecuente en la menopausia), hereditarias, dietéticas y circulatorias. El estreñimiento también puede tener una influencia nefasta, ya que el estancamiento de la materia fecal comprime el circuito sanguíneo y linfático, y las toxinas acaban depositándose en las capas dérmicas. Por último, la vida sedentaria y la debilidad de la musculatura forman un terreno favorable para la celulitis, que se instala sobre todo en las caderas, los muslos, la rodilla y el vientre, y a veces en los brazos y la nuca.

En la actualidad no se conoce ningún remedio milagroso contra la celulitis, aunque existen diversos tratamientos más o menos eficaces.

La cirugía

La liposucción (aspiración de las grasas) es seguramente el tratamiento con resultados más convincentes cuando todo va bien; no obstante, se trata de un último recurso y es necesario acudir a un buen especialista, ya que de lo contrario existen riesgos reales de infecciones, hematomas e inflamaciones. Uno de los peligros estéticos de la liposucción radica en que la piel puede adoptar el aspecto de la chapa ondulada.

Por otra parte, esta intervención no se recomienda si el paciente es mayor o si la piel se halla en mal estado.

Las cremas

Suelen resultar poco eficaces, sobre todo si se aplican de una manera esporádica y aislada.

La ozonoterapia

Esta terapéutica da resultados controvertidos: se trata de inyectar ozono mediante unas agujas minúsculas para provocar una dilatación de los vasos, una hiperoxigenación y un aumento del metabolismo que acabarán quemando las grasas.

Las inyecciones de corticoides o de hormonas tiroideas

No conviene fiarse de estos tratamientos. Las inyecciones a base de derivados de plantas o de sales minerales pueden estimular y mejorar el equilibrio del tejido conjuntivo.

La ionización

Esta terapéutica tiene un efecto vasodilatador y estimulante del metabolismo, beneficioso en caso de celulitis.

La estimuloterapia o electroterapia

Por contracción muscular, esta técnica permite desarrollar los músculos de la zona afectada y provoca una vasodilatación.

El drenaje linfático

Esta técnica constituye uno de los tratamientos más apropiados para combatir la celulitis.

Se trata de un masaje manual muy particular con movimientos circulares y efectos de bombeo por aspiración con la palma de la mano. Permite reactivar el sistema linfático y drenar las toxinas acumuladas.

La talasoterapia

Al combinar drenaje linfático, hidroterapia, algoterapia, gimnasia y dieta, este tratamiento acostumbra a tener unos efectos muy notables en la celulitis.

La mejor prevención contra el asentamiento y el avance de la celulitis consiste en una alimentación sana y equilibrada y una actividad deportiva regular. La dieta será rica en proteínas y pobre en sal, lípidos y glúcidos, sobre todo de asimilación rápida.

Se recomienda asimismo beber a diario dos litros de agua. Un poco de ejercicio todos los días, y en particular de los muslos, los glúteos y los abdominales, dará tono muscular a las piernas y luchará de forma activa contra la celulitis (véanse los ejercicios de los apartados anteriores).

Las plantas

Algunas de ellas pueden ayudar a combatir el asentamiento y avance de la celulitis, aunque no existen vegetales anticelulíticos o adelgazantes: ¡ya sería de dominio público! No obstante, es posible recurrir a plantas diuréticas o a plantas que activen las funciones hepáticas, que ejercen una acción de drenaje en el sistema digestivo, estimulan el metabolismo y ayudan a consumir calorías o reducen el apetito.

EJEMPLOS DE INFUSIONES ÚTILES PARA COMBATIR LA CELULITIS Y PERDER PESO

5 g de anís verde
20 g de arraclán
20 g de varec vesiculoso

En decocción, una cucharadita por cada taza. Dos tazas al día.

10 g de arraclán
10 g de grama
10 g de romero
30 g de vid roja

En infusión o decocción, una cucharadita por cada taza. Una taza antes de cada comida.

10 g de hojas de fresno
10 g de mejorana
10 g de cola de caballo
10 g de reina de los prados
10 g de romero
10 g de salvia
25 g de varec vesiculoso

En infusión, una cucharadita por cada taza. Dos tazas al día, entre las comidas.

10 g de flores de marrubio
10 g de raíz de fitolacácea
10 g de ciruelo
10 g de saúco

Las proporciones son las adecuadas para una decocción en un litro de agua. Se ha de tomar fría, una taza por la mañana en ayunas y, si se desea, una tacita por la noche al acostarse.

20 g de arraclán
20 g de varec vesiculoso
20 g de vid roja

En infusión, una cucharada por taza. Dos tazas al día, en particular en los casos de celulitis.

20 g de fumaria
30 g de marrubio
30 g de varec vesiculoso

En infusión, una cucharadita por cada taza. Dos tazas al día.

20 g de arraclán
15 g de grama
15 g de fenogreco
30 g de menta
20 g de reina de los prados

En infusión, un puñado por litro de agua. Deje macerar toda la noche y beba tres tazas al día.

20 g de fresno
20 g de parietaria
20 g de cola de caballo
20 g de reina de los prados
20 g de valeriana

En decocción, una cucharadita por cada taza. Dos tazas al día.

10 g de fresno
15 g de retama
20 g de marrubio
20 g de regaliz
20 g de saponaria

En infusión, un buen puñado por taza. Dos tazas al día.

20 g de brezo
30 g de boj
30 g de romero
30 g de sauce
20 g de saúco

En decocción, un buen puñado por taza. Dos o tres tazas al día. Esta infusión se usa de forma particular en los casos de celulitis.

---

20 g de fumaria
20 g de diente de león
1 varita de regaliz
30 g de saponaria

En infusión, una cucharadita por cada taza. Dos tazas al día.

---

20 g de cola de caballo
20 g de ciruelo
30 g de romero
20 g de salvia

En infusión, una cucharadita por cada taza. Dos tazas al día.

---

15 g de arraclán
15 g de hiedra
25 g de romero
15 g de vid roja

En infusión, un buen puñado por taza. Dos tazas al día.

---

20 g de anís verde
30 g de arraclán
10 g de sen
30 g de saúco

En infusión, una cucharadita por cada taza. Una o dos tazas al día.

---

20 g de abedul
10 g de marrubio
1 varilla de regaliz
20 g de varec

En infusión o decocción, una cucharadita por cada taza. Tome tres tazas al día.

15 g de menta
20 g de cola de caballo
10 g de regaliz
15 g de romero
30 g de vid roja

En decocción, una cucharada por taza. Dos tazas al día.

10 g de raíz de angélica
25 g de hojas de alcachofa
10 g de raíz de gatuña
15 g de hojas de olivo
25 g de hojas de naranjo
15 g de raíz de romaza
15 g de raíz de diente de león
100 g de albura de tilo

En decocción, dos cucharadas por litro de agua. Hierva agua y plantas diez minutos y deje en infusión un cuarto de hora. Beba durante el día. En tratamiento de dos o tres semanas, cinco de cada siete días.

La auriculoterapia

Por último, esta terapéutica propone el masaje de cuatro puntos de la oreja para favorecer la eliminación de la celulitis. El punto más alto se encuentra debajo del pliegue (véase figura 7).

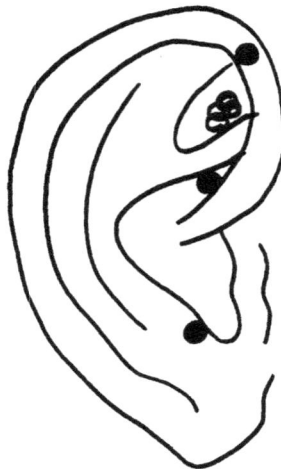

Figura 7

El cuidado de los huesos y articulaciones

La falta de mantenimiento de esa gran mecánica que es nuestro cuerpo acaba deteriorándola. Aunque hoy en día es imposible impedir por completo el proceso natural del envejecimiento, sí está a nuestro alcance vivir lo mejor posible y limitar las alteraciones que deberá sufrir nuestro organismo.

El paso del tiempo somete al esqueleto a dos agresiones principales: la osteoporosis y los problemas articulares.

La osteoporosis

Se caracteriza por una pérdida progresiva de densidad ósea: el hueso se deteriora y se vuelve cada vez más poroso, en ocasiones hasta resultar desmenuzable. La osteoporosis llega despacio, «a traición» si se nos permite la expresión, ya que no se detectan signos precursores ni dolores que indiquen la enfermedad (los dolores articulares no tienen nada que ver con la osteoporosis). El capital óseo empieza a remitir poco a poco hacia los 40 o 45 años, un 3 % aproximadamente por cada diez años y un 3 % anual en la mujer durante la menopausia; a partir del 30 o 40 % de pérdida ósea, resulta elevado el riesgo de fractura de fémur y muñeca, así como de asentamiento vertebral. Esta alteración del tejido óseo se explica por la presencia en los huesos de células constructoras, los osteoblastos, y células destructoras, los osteoclastos; con el tiempo, las primeras se debilitan y el hueso se vuelve más frágil. Se reconoce la conjunción de varios factores en la manifestación del fenómeno al margen del envejecimiento natural de las células: la caída hormonal en las mujeres durante la menopausia (los estrógenos favorecen la acción de los osteoblastos), una dieta demasiado pobre en calcio, el abuso de alcohol o tabaco, la vida sedentaria y la ausencia de deporte (el esfuerzo muscular activa los osteoblastos y unos músculos bien desarrollados mantienen el esqueleto).

Estas son algunas reglas para evitar o limitar la osteoporosis: hacer deporte, seguir una dieta equilibrada y rica en calcio, fósforo y vitamina D —y no sólo durante el periodo de crecimiento—, tener una buena higiene de vida y, para las mujeres a partir de la menopausia, seguir una terapia hormonal.

Los problemas articulares

Son de orden diverso: reumatismo, artritis, artrosis, deterioro del cartílago y manifestaciones inflamatorias. Todas estas afecciones resultan en la mayoría de los casos muy dolorosas y causan invalidez en mayor o menor grado. Las causas de estos trastornos son el envejecimiento natural de las células, factores hereditarios, el sobrepeso, ciertos traumatismos deportivos (lo cual no significa, al contrario, que haya que moverse lo menos posible), factores hormonales (carencia de estrógenos, etc.), la progresiva destrucción del colágeno del cartílago y una disminución de su espesor, carencias de oligoelementos, etc.

Contra los problemas articulares, los oligoelementos parecen constituir precisamente un tratamiento eficaz. Así, intervienen el flúor, el potasio, el manganeso, el magnesio, el azufre (uno de los elementos que componen el cartílago), el fósforo, el silicio y el cobre por su acción antiinflamatoria.

Una actividad física regular también parece muy indicada para conservar la flexibilidad de las articulaciones.

La fitoterapia aporta, asimismo, respuestas suaves y actúa como prevención y tratamiento de estas afecciones. Algunas plantas ejercen una acción reconocida y considerable en los dolores del reumatismo y la artrosis: sauce blanco, ulmaria, fresno, cola de caballo, centinodia, nogal, alquequenje, abedul, etc.

EJEMPLOS DE INFUSIONES

20 g de arándanos
15 g de hojas de fresno
10 g de hojas de menta
20 g de reina de los prados

En infusión, una cucharada de esta mezcla por taza de agua hirviendo. Tres o cuatro tazas al día.

15 g de alquequenje
20 g de bardana
15 g de arándanos
15 g de fresno
25 g de tilo (albura)

En infusión, una cucharadita por cada taza. Tome tres tazas al día. Deje en infusión las cuatro primeras plantas juntas y añada el tilo, que se habrá preparado en decocción.

30 g de saúco (flores)
60 g de saúco (corteza)

La corteza en decocción, una cucharada por taza. Hierva y reduzca a la mitad. Para las flores en infusión, una cucharadita por taza. Mezcle ambos preparados. Tres tazas al día.

30 g de zarzaparrilla
10 g de saponaria

Esta dosis resulta idónea para la decocción en un litro de agua. Beba dos o tres tazas al día.

40 g de hojas de fresno 5 g de raíz de saponaria 35 g de corteza de saúco	En decocción, una gran cucharada por taza. Tome tres tazas al día.

20 g de arándanos 20 g de lavanda 20 g de reina de los prados	En infusión, una cucharadita por cada taza de agua hirviendo. Deje en infusión hasta que se enfríe y beba dos o tres tazas al día entre las comidas.

15 g de bardana 15 g de abedul 20 g de fresno 40 g de enebro 20 g de menta 15 g de trinitaria silvestre 20 g de raíz de perejil 20 g de cola de caballo	En infusión, una cucharadita por cada taza. Tome tres tazas al día.

30 g de abedul 20 g de retama 30 g de ortiga 20 g de trinitaria silvestre	En infusión, una cucharadita de postre por taza de agua hirviendo. Debe tomar una taza en ayunas.

20 g de abedul 15 g de grama 15 g de escaramujo 15 g de menta 30 g de ortiga 20 g de prímula	En infusión, una cucharadita de postre por taza. Dos tazas al día.

30 g de alquimilla
20 g de achicoria
20 g de hojas de fresa
10 g de genciana
30 g de verbena

En infusión, una cucharadita por cada taza. Tres o cuatro tazas al día.

30 g de abedul
15 g de lavanda
30 g de ortiga
30 g de saúco (segunda corteza)
30 g de tilo (albura)

Prepare el saúco y el tilo en decocción (una cucharadita) y deje en infusión con las demás plantas (un buen puñado). Tome dos tazas al día.

20 g de bardana
15 g de brezo
10 g de enebro
10 g de genciana
30 g de sauce

En infusión, una cucharadita por cada taza. Dos o tres tazas al día.

20 g de boj
10 g de retama
15 g de menta
15 g de pino
20 g de zarzaparrilla
25 g de verbena

En infusión, una cucharadita por cada taza. Dos o tres tazas al día.

15 g de abedul
10 g de celidonia
15 g de menta
20 g de diente de león

En infusión, una cucharadita por cada taza. Beba dos tazas al día.

20 g de ácoro aromático
15 de abedul
15 g de gatuña
15 g de genciana
20 g de hiedra terrestre
20 g de verónica

En infusión, una cucharada por taza. Dos tazas al día.

20 g de arándanos
20 g de fresa
30 g de reina de los prados
10 g de centinodia
20 de tilo (albura)

En infusión, una cucharada de café por taza. Dos tazas al día. Prepare el tilo en decocción.

10 g de abedul
10 g de ortiga
10 g de prímula
10 g de sauce
20 g de verbena

En infusión, una cucharadita por cada taza. Beba dos tazas al día.

10 g de ácoro aromático
10 g de alquequenje
10 g de brezo
20 g de gatuña
15 g de retama
10 g de lavanda
15 g de hipérico
15 g de salvia

En infusión, una cucharadita de postre por taza. Una taza en ayunas.

25 g de aquilea
20 g de brezo
10 g de genciana
25 g de vainas de judías
30 g de sauce

En infusión, una cucharadita de postre por taza. Una taza en ayunas y, si se desea, otra durante el día.

25 g de bardana (raíz)
15 g de boj
15 g de perejil (raíz)
15 g de romero
20 g de zarza
20 g de verbena

En decocción, una cucharadita de postre por taza. Una o dos tazas al día.

20 g de gatuña
20 g de grama
25 g de menta
35 g de ortiga
25 g de prímula

En infusión, una cucharadita de postre por taza. Una o dos tazas al día.

10 g de aquilea
10 g de alquimilla
20 g de grama
10 g de ortiga
10 g de trinitaria silvestre
10 g de diente de león
15 g de saponaria
10 g de tusílago
10 g de verónica

En infusión, una cucharadita por cada taza de agua hirviendo. Dos o tres tazas al día.

15 g de alquequenje
10 g de helenio
10 g de raíz de romaza
30 g de reina de los prados
20 g de corteza de sauce
20 g de albura de tilo

En decocción, una cucharadita de postre por taza. Dos tazas al día.

Un corazón en plena forma

Las enfermedades cardiovasculares, hipertensión y arteriosclerosis, constituyen la primera causa de muerte en los países occidentales.

La hipertensión

Esta enfermedad altera y envejece las arterias además de fatigar el corazón, lo cual genera a la larga riesgos de obstrucción, hemorragia cerebral o infarto. Varios factores contribuyen a desencadenar este trastorno: una alimentación demasiado rica en grasa y sal, el tabaco y el alcohol, la vida sedentaria y la ausencia de deporte, el estrés y la herencia genética.

Se dice a menudo que uno tiene la edad de sus arterias: por desgracia, este refrán contiene un fondo de verdad. La red arterial no escapa al envejecimiento, como tampoco lo hace el resto de nuestro organismo. A lo largo de toda la vida, es objeto de permanentes agresiones, algunas, funcionales y mecánicas; otras, químicas, víricas y exteriores.

La arteriosclerosis

Es una forma de esclerosis arterial. Se forma un ateroma, es decir, una lesión en la superficie interna de las arterias (en general, las más gruesas), por infiltración de grasas y células sanguíneas sobre todo. La lesión constituye una placa que se espesa y endurece, dificultando así la circulación sanguínea. La lesión puede ulcerarse y provocar entonces peligrosos coágulos de sangre o aumentar de volumen hasta la obstrucción de la arteria. Con frecuencia las lesiones son profundas y de difícil acceso, aunque hoy en día los avances de la cirugía permiten retirarlas o salvarlas (puente) para restablecer una circulación sanguínea normal. La causa de estas lesiones se halla en un cúmulo de factores, en particular la edad, el sexo (las mujeres hasta la menopausia están protegidas), el sobrepeso, una dieta con exceso de grasa, la diabetes, el tabaco, la hipertensión, el estrés, ciertos factores hereditarios y el famoso colesterol (el malo, ya que existe uno bueno).

La mejor prevención contra los problemas arteriales consiste en una buena higiene de vida y una dieta correcta, sana y equilibrada, pobre en colesterol y grasas, sobre todo de origen animal, presentes en la mantequilla, los embutidos, la nata, los quesos, el chocolate, la yema de huevo, los despojos, las carnes grasas, los pasteles, los helados, etc.

Algunas plantas pueden constituir una interesante terapéutica en materia de problemas cardiacos y arteriales.

EJEMPLOS DE INFUSIONES PARA PREVENIR Y TRATAR LOS PROBLEMAS ARTERIALES Y CARDIACOS

10 g de espino blanco
5 g de flores de borraja
5 g de melisa
5 g de hojas de menta
5 g de pasiflora

En infusión en un litro de agua. Tome una tacita por la mañana y por la noche (palpitaciones, dolor).

20 g de flores de árnica 40 g de menta 15 g de valeriana	En infusión, una cucharada por taza. Dos tazas al día, una en ayunas y otra por la noche (palpitaciones, dolor).
30 g de aquilea 40 g de retama 30 g de valeriana	Una cucharadita por cada taza. Deje macerar durante unas cinco horas y luego prepare en decocción. Una taza por la noche (palpitaciones, dolor).
10 g de alquimilla 30 g de melisa 20 g de muguete 15 g de salvia 20 g de valeriana	En infusión, una cucharadita por taza. Una o dos tazas al día (palpitaciones, dolor).
10 g de anís verde 20 g de manzanilla 15 g de muguete 15 g de regaliz 15 g de romero 10 g de saúco 15 g de valeriana	En infusión, una cucharadita por cada taza. Una taza al día (palpitaciones, dolor).
15 g de alquimilla 20 g de muguete 20 g de reina de los prados 10 g de tomillo 20 g de valeriana	En infusión, una cucharadita por cada taza. Dos tazas al día (palpitaciones, dolor).

25 g de manzanilla
15 g de lavanda
25 g de melisa
10 g de muguete
15 g de salvia
20 g de valeriana

En infusión, una cucharadita por cada taza. Dos tazas al día (palpitaciones, dolor).

---

15 g de aquilea
15 g de espino blanco
15 g de marrubio
20 g de melisa
15 g de tila
15 g de valeriana

En infusión, una cucharadita por taza. Una o dos tazas al día (palpitaciones, dolor).

---

15 g de espino blanco
20 g de retama
10 g de lavanda
10 g de muguete
15 g de azahar
20 g de romero

En infusión, una cucharadita por taza. Una o dos tazas al día (palpitaciones, dolor).

---

10 g de alquimilla
10 g de espino blanco
15 g de retama
10 g de muérdago
20 g de melisa
10 g de prímula
15 g de valeriana

En infusión, una cucharadita por cada taza. Una o dos tazas al día (palpitaciones, dolor).

---

10 g de espino blanco
20 g de manzanilla
15 g de marrubio
15 g de menta
10 g de salvia
10 g de tomillo

En infusión, una cucharadita por taza. Tome dos tazas al día (palpitaciones, dolor).

15 g de alquimilla
10 g de espino blanco
10 g de muérdago
10 g de lavanda
25 g de melisa
15 g de reina de los prados
20 g de valeriana

En infusión, una cucharada por taza. Tome una o dos tazas al día (palpitaciones, taquicardia).

15 g de espino blanco
25 g de melisa
15 g de tila
20 g de valeriana

En infusión, una cucharada por taza. Deje enfriar y macerar durante varias horas. Tome una taza al día (palpitaciones, taquicardia).

20 g de árnica
10 g de espino blanco
25 g de romero
25 g de ruda

En infusión, una cucharadita por cada taza. Dos o tres tazas al día (trastornos del ritmo cardiaco).

25 g de manzanilla
20 g de melisa
15 g de menta
10 g de muguete
20 g de reina de los prados
10 g de valeriana

En infusión, una cucharadita por cada taza. Una o dos tazas al día (dolor, trastornos del ritmo cardiaco).

20 g de espino blanco
25 g de lúpulo
20 g de marrubio

En infusión, una cucharadita por cada taza. Deje macerar durante varias horas. Una taza al acostarse (dolor, trastornos del ritmo cardiaco).

15 g de anís
20 g de marrubio
20 g de melisa
15 g de menta
20 g de reina de los prados

En infusión, una cucharadita de postre por taza. Una o dos tazas al día (dolor, trastornos del ritmo cardiaco).

---

15 g de espino blanco
20 g de carraspique
15 g de retama
20 g de marrubio
20 g de tila

En infusión, una cucharadita por cada taza. Dos tazas al día (dolor, trastornos del ritmo cardiaco).

---

20 g de aquilea
20 g de lúpulo
10 g de salvia
10 g de tomillo
25 g de valeriana

En infusión, una cucharadita por cada taza. Una o dos tazas al día (dolor, trastornos del ritmo cardiaco).

---

15 g de espino blanco
15 g de melisa
30 g de potencial
15 g de ruda
20 g de tomillo

En infusión, una cucharadita por cada taza. Dos o tres tazas al día (angina de pecho).

---

20 g de espino blanco
15 g de muérdago
20 g de cola de caballo
20 g de ruda

En infusión, una cucharadita por cada taza. Dos tazas al día (angina de pecho).

20 g de melisa
15 g de muguete
30 g de potentilla
25 g de ruda

En infusión, una cucharadita por cada taza. Tome una o dos tazas al día (angina de pecho).

20 g de aquilea
20 g de potentilla
25 g de romero
25 g de ruda

En infusión, una cucharada por taza. Dos tazas al día (angina de pecho).

10 g de alquimilla
15 g de aspérula olorosa
20 g de muérdago
25 g de melisa

En infusión, una cucharadita por cada taza. Tome una o dos tazas al día (angina de pecho).

15 g de espino blanco
20 g de manzanilla
15 g de melisa
20 g de ruda
20 g de valeriana

En infusión, una cucharadita por cada taza. Tome una o dos tazas al día (angina de pecho).

15 g de borraja
30 g de rabos de cerezas
30 g de olivo
15 g de verbena

En decocción, una cucharadita por cada taza. Tome dos tazas al día (hipertensión arterial).

15 g de espino blanco
20 g de muérdago
25 g de cola de caballo
20 g de reina de los prados

En infusión, una cucharadita por cada taza. Tome dos tazas al día (hipertensión arterial).

15 g de agracejo
25 g de fumaria
20 g de muérdago
20 g de menta

En infusión, una cucharadita por cada taza. Tome dos o tres tazas al día (hipertensión).

20 g de espino blanco
15 g de carraspique
20 g de muérdago
25 g de cola de caballo
20 g de ruda

En infusión, una cucharada por taza. Una o dos tazas al día (hipertensión).

15 g de espino blanco
20 g de arraclán
15 g de gatuña
15 g de muérdago
10 g de hierba doncella
15 g de cola de caballo
15 g de valeriana

En infusión, una cucharadita de postre por taza. Dos o tres tazas al día (hipertensión arterial).

15 g de espino blanco
15 g de grama
25 g de fumaria
20 g de retama
20 g de muérdago
15 g de saúco

En infusión, una cucharada por taza. Una o dos tazas al día (hipertensión).

15 g de espino blanco
20 g de arraclán
20 g de muérdago
20 g de olivo
15 g de tomillo
15 g de valeriana

En infusión, una cucharadita por cada taza. Dos o tres tazas al día (hipertensión arterial).

20 g de aquilea
20 g de carraspique
25 g de manzanilla
15 g de menta
25 g de azahar

En infusión, una cucharadita por cada taza. Dos o tres tazas al día (hipertensión).

15 g de alquimilla
15 g de espino blanco
20 g de fumaria
15 g de muérdago
20 g de melisa
15 g de parietaria

En infusión, una cucharadita por cada taza. Dos tazas al día (arteriosclerosis).

25 g de manzanilla
15 g de limonero
15 g de muérdago
20 g de olivo
15 g de reina de los prados
20 g de romero
15 g de valeriana

En infusión, una cucharadita por cada taza. Dos tazas al día (arteriosclerosis).

30 g de abedul
15 g de arándanos
15 g de muérdago
30 g de cola de caballo

En infusión, una cucharadita por cada taza. Debe tomar tres tazas al día (arteriosclerosis).

15 g de aquilea
15 g de espino blanco
20 g de abedul
30 g de arándanos
15 g de muérdago
30 g de hipérico
15 g de nogal

En infusión, una cucharadita por cada taza. Dos tazas al día (arteriosclerosis).

CURAS DE REJUVENECIMIENTO

Ningún mortal ha encontrado todavía la mítica fuente de la juventud y, pese a los milagros del hada medicina, hasta la fecha no se ha encontrado ningún medio para evitar el envejecimiento y regenerar de forma íntegra los tejidos, células y órganos. Por poco que nos interesemos por estos problemas, sin duda oiremos pronunciar algunos términos que pretenden ser portadores de los sueños más locos: organoterapia, procainoterapia, etc. Estas curas de rejuvenecimiento forman parte, en su mayoría, de las medicinas poco convencionales, que pueden estar asentadas o no en verdaderas bases científicas. En muchos casos comportan inyecciones de ADN, ARN, extractos de placenta u hormonas que pueden asociarse con gimnasia, un seguimiento psicológico, etc. Sus propiedades revitalizantes son discutibles y, si existen, sus efectos secundarios son a veces inciertos. La mayoría de estas curas no ha sido objeto de ningún protocolo científico, lo cual explica que en muchos casos estén prohibidas en algunos lugares; en cambio, se toleran y practican en Suiza y Estados Unidos. En cualquier caso, estas hipotéticas curas de juventud deben abordarse con extrema prudencia.

Dietética de la juventud

Todas aquellas personas que tengan interés por mantenerse jóvenes y en forma, y que quieran evitar los trastornos más difundidos en nuestro tiempo (exceso de peso, enfermedades cardiovasculares, colesterol, etc.) se preocuparán por su alimentación. Los principios de la dietética permiten a cada individuo adoptar una dieta sana y equilibrada. Cabe precisar que no se trata de una dieta de adelgazamiento propiamente dicha, y que si la adopción de ciertas reglas dietéticas nos hace perder peso es porque comemos demasiado y mal (sobre todo demasiados lípidos y glúcidos). Recordemos asimismo que no existen los milagros: una buena dieta no bastará para retrasar los efectos del envejecimiento si no se acompaña de reglas higiénicas que comporten una actividad deportiva y física, organización del tiempo, equilibrio psicológico, etc. No olvidemos que el término *dietética* tiene su origen en la *diaita* de Hipócrates, que significa «tipo de vida».

El equilibrio nutricional

Para mantenerse sano y en buena forma, nuestro cuerpo exige que estén cubiertas sus necesidades nutritivas. Estas son de dos tipos: energéticas y plásticas. Los nutrientes de tipo energético proporcionan a nuestro organismo la energía necesaria para su funcionamiento y desarrollo (aporte de calorías gracias a los glúcidos, lípidos y prótidos); los nutrientes de tipo plástico, que no aportan calorías, (como el agua, las vitaminas, los minerales y los oligoelementos) son imprescindibles para el mantenimiento de los tejidos y la renovación de las células.

El secreto de una buena dieta consiste en comer de todo un poco, y en variar nuestros menús.

Las necesidades plásticas

El agua

El agua es esencial para nuestro organismo y permite una buena eliminación e hidratación de las células (sobre todo de la epidermis con lo que conserva así su elasticidad, tonicidad y flexibilidad). La sed es signo de una deficiencia de agua. Por desgracia, esta señal de alarma llega demasiado tarde. La sensación de sed se desencadena cuando ya se ha iniciado la deshidratación de los tejidos. Nuestras necesidades diarias ascienden a 2,5 o 3 litros al día. Esta impresionante cantidad debe ser suministrada por las bebidas a razón de 1 o 2 litros, por los alimentos a razón de 0,5 o 1 litro al día, y por el propio organismo gracias a la oxidación de los diversos nutrientes (de 200 a 300 ml).

El agua es la única bebida imprescindible desde el punto de vista fisiológico. Resulta preferible a cualquier otra, aunque para quienes no la aprecian sigue siendo posible consumirla gracias a las aguas aromatizadas, los zumos de fruta, las infusiones, el té y el café. No obstante, conviene evitar las bebidas azucaradas, muy calóricas, como los refrescos (un vaso equivale a entre tres o cinco terrones de azúcar) y los jarabes. Hay que tener en cuenta que un gramo de alcohol aporta 7 calorías; un vaso de vino o cerveza, 100 calorías por término medio; una copita de aperitivo, 40 o 50 calorías, y un vasito de aguardiente, entre 75 y 85 calorías.

LAS VITAMINAS

Las vitaminas se clasifican en hidrosolubles, solubles en agua (cuidado con las pérdidas en el agua de cocción) y liposolubles, solubles en los lípidos. Entre las primeras, hallamos las vitaminas del grupo B y la vitamina C. Entre las segundas, las vitaminas A, D, E y K. Hay una diferencia esencial entre ambos tipos de vitaminas: las hidrosolubles, a diferencia de las liposolubles, no pueden ser almacenadas por el organismo; en concreto, ello significa que necesitamos aportes diarios, o al menos muy frecuentes, de vitaminas B y C.

Todas son imprescindibles para el organismo. Los desequilibrios vitamínicos que persisten en la actualidad, a pesar de nuestra rica alimentación, son imputables a la proporción demasiado importante en nuestro plato de productos refinados y a un consumo insuficiente de fruta, verdura, productos lácteos y cereales.

Las vitaminas no constituyen un elixir de la juventud, ya que no existen milagros en la materia. No obstante, se ha podido demostrar la función determinante de algunas de ellas en la lucha contra los radicales libres y el envejecimiento celular. Se trata de las vitaminas A, E y C, y de las vitaminas del grupo B. Asimismo, se han realizado estudios para determinar su función en la prevención del cáncer.

Las células cancerosas se desarrollan y propagan bajo la acción de sustancias denominadas *promotores*. Las vitaminas podrían desempeñar la función contraria, en particular las vitaminas A y C, y el caroteno.

• La vitamina A cumple una función importante en la protección de los tejidos y posee propiedades antioxidantes; resulta esencial para la visión, la piel y las mucosas. También actúa de forma sensible en el buen funcionamiento de las glándulas sebáceas y sudoríparas.

• La vitamina E, denominada por algunos expertos *vitamina antienvejecimiento*, posee una potente acción contra los radicales libres. Tiene la particularidad de proteger la molécula de ADN de ciertas agresiones, las membranas y las células, y de preservar los ácidos grasos poliinsaturados. Parece combatir la formación de ateroma en las arterias.

- El radio de acción de la vitamina C es muy amplio, ya que interviene en el metabolismo de los glúcidos, del hierro y de algunos aminoácidos que constituyen una valiosa arma contra el envejecimiento. Resulta imprescindible para el mantenimiento de los tejidos.

- La vitamina D resulta asimismo esencial, ya que, con el fósforo y la exposición al sol, favorece la fijación del calcio y participa así en la prevención de la osteoporosis.

- El grupo de las vitaminas B forma un conjunto muy interesante en la prevención de ciertos trastornos del envejecimiento. Contra los estragos del tiempo en la piel y los fáneros (cabello, uñas, vello), cabe mencionar las vitaminas B_5 (ácido pantoténico), B_6, B_8 o H y B_3 o PP;

- La vitamina B_7 también desempeña una función esencial para la salud del cabello y el control del nivel de colesterol;

- Contra la arteriosclerosis, se recomiendan las vitaminas B_1 y B_2. La función de la vitamina B_1 resulta determinante para mantener el equilibrio del sistema nervioso y combatir el estrés;

- Las vitaminas B_9 o ácido fólico y B_{12} combaten el envejecimiento celular. La primera previene una forma específica de anemia e interviene en el metabolismo del hierro.

LAS SALES MINERALES Y LOS OLIGOELEMENTOS

Las sales minerales y los oligoelementos intervienen en las reacciones bioquímicas del cuerpo, en particular las hormonales, y en los sistemas de transmisión entre neuronas.

También podrían resultar primordiales para la prevención de las enfermedades infecciosas y del envejecimiento celular.

Algunos de estos elementos están presentes en el cuerpo a razón de gramos: se denominan *macroelementos*. Entre ellos, encontramos el calcio, el magnesio, el potasio, el sodio, el fósforo, el azufre, etc.

Por comparación, los oligoelementos sólo están presentes en el organismo a razón de miligramos. Los principales son el hierro, el cobre, el zinc, el manganeso, el flúor, el yodo, el selenio, el cromo, el níquel, el cobalto, el silicio, el molibdeno, el vanadio, el bromo, etc.

Todos son imprescindibles para el buen funcionamiento de nuestro organismo, sobre todo porque actúan casi siempre asociados entre sí. Es imposible pasarles revista a todos en este libro, por lo que sólo mencionaremos los que están implicados de forma más directa en la lucha contra el envejecimiento.

- El calcio asegura el 99 % de la sustancia mineral de los huesos; es absolutamente imprescindible para la construcción y el mantenimiento del esqueleto.

A cualquier edad, la alimentación debe aportar suficiente calcio, ya que sin él es imposible prevenir la osteoporosis. Para que el cuerpo fije mejor el calcio, hay que velar asimismo por un aporte suficiente de vitamina D y fósforo.

Además, al parecer, el calcio, como el magnesio, ejerce una acción protectora indirecta contra las enfermedades y los accidentes cardiovasculares, y limita la absorción de los ácidos grasos saturados.

• El magnesio resulta esencial para el sistema neurovegetativo, combate el estrés y la fatiga, incrementa las defensas inmunitarias y previene la senescencia y la artritis.

• El sodio es absolutamente imprescindible para nuestro organismo, pero su consumo excesivo se halla en estrecha relación con los problemas de hipertensión y edemas, y con las enfermedades cardiovasculares. Nuestras necesidades diarias ascienden a 2 g de sodio (es decir, 5 g de cloruro sódico o sal de mesa) y consumimos, entre los aportes propios de los alimentos y la sal añadida en las preparaciones culinarias, de 6 a 9 g.

• El hierro, al margen de su función esencial en la elaboración de los glóbulos rojos de la sangre, participa de forma indirecta en la oxigenación de las células y la degradación de radicales libres nocivos (peróxidos).

• El cobre participa de forma activa en muchas reacciones enzimáticas. También resulta imprescindible para el cerebro, así como para la salud de la piel y los tejidos vasculares.

• El selenio participa en el vigor del sistema inmunitario, al que protege de los estragos de los radicales libres. Como el zinc y el manganeso, preserva la integridad de las células. La acción del selenio se relaciona a menudo con la de la vitamina E.

• Por último, el silicio protege las arterias y retrasa el desgaste del organismo y el envejecimiento celular.

Las necesidades energéticas

Las necesidades energéticas del cuerpo son cubiertas por los glúcidos, prótidos y lípidos presentes en los alimentos. Todos son imprescindibles, lo importante es consumirlos en proporción razonable y hallar el equilibrio más adecuado entre los tres en la ración diaria.

LOS GLÚCIDOS

El primer combustible del cuerpo y el más agradable es el azúcar, o los azúcares, puesto que cabe distinguir los azúcares de asimilación rápida de los azúcares de asimilación lenta.

Los azúcares de asimilación rápida, en particular la sacarosa (el azúcar de los terrones), liberan energía utilizable de inmediato por el cuerpo; dado que los consumimos en exceso, también resultan responsables de los diversos problemas relacionados con la diabetes, la aparición de caries y los excesos de peso. No llevamos una vida de trabajos forzados y no tenemos necesidad alguna de todo el

VITAMINAS, MINERALES Y OLIGOELEMENTOS: NECESIDADES DIARIAS Y ALIMENTOS QUE LAS CONTIENEN EN PROPORCIÓN IMPORTANTE

Vitaminas, minerales y oligoelementos	Necesidades diarias	Alimentos ricos
Vit. A	1,5 mg	Leche, mantequilla, partes de color de los vegetales, pescado
Vit. D	0,01 mg	Pescados grasos, hígado, yema de huevo, mantequilla
Vit. E	12 mg	Aceites, germen de cereales, semillas
Vit. C	80 mg	Vegetales, cítricos
Vit. B_1	1,3 mg	Germen de cereales, legumbres, levadura, hígado, cerdo
Vit. B_2	1,7 mg	Hojas verdes, pescado, despojos, huevo, leche, cereales
Vit. B_3 o PP	15 mg	Carne, levadura
Vit. B_5	10 mg	Levadura, huevo, hígado
Vit. B_6	2 mg	Carne, leche, huevo, hortalizas
Vit. B_8	0,2 mg	Alimentos ricos en proteínas animales o vegetales
Vit. B_9	0,4 mg	Levadura, frutos secos, huevo, hortalizas
Vit. B_{12}	0,005 mg	Hígado, pescado azul
Sodio	2 g	Sal
Calcio	700 mg	Leche, productos lácteos
Fósforo	1 g	Productos lácteos, pescado, hortalizas y frutos secos
Magnesio	350 mg	Legumbres, cereales, chocolate
Hierro	10-15 mg	Carne, hígado, pescado
Cobre	2-2,5 mg	Hígado, crustáceos, verduras
Zinc	15-20 mg	Carne, pescado, marisco
Manganeso	3 mg	Frutos secos, legumbres y cereales
Selenio	0,05-0,2 mg	Cereales, crustáceos, pescado, hígado, leche

azúcar que ingerimos y que, al no utilizarse, es almacenado por el organismo en forma de lípidos en el tejido adiposo.

Una persona de mediana actividad necesita unos 60 gramos de azúcar al día. Si tenemos en cuenta que un flan contiene 20 gramos, al igual que un envase individual de mermelada, de los que se usan en hostelería, es fácil hacer los cálculos. Los alimentos más ricos en azúcares de asimilación rápida son los caramelos, los pasteles, los refrescos, las salsas, los dulces de cocina, etc.

Los azúcares de asimilación lenta se caracterizan por una estructura compleja que el organismo debe someter a numerosas modificaciones para poder utilizarlos. Así, se asimilan lentamente en el organismo, en el cual destilan energía durante un periodo prolongado y en pequeñas dosis. Gracias al consumo de este tipo de azúcares, no tenemos sensación de hambre ni tampoco de fatiga. Por este motivo, presentan grandes ventajas, aunque por desgracia los consumimos en menor medida que los azúcares de asimilación rápida.

Entre los alimentos ricos en azúcares de asimilación lenta, hallamos los cereales, el pan, la pasta (cuidado con las salsas ricas en lípidos y azúcares de asimilación rápida), las patatas, el arroz, las féculas, etc. La fibra alimentaria pertenece a la familia de los azúcares de asimilación lenta, pero el organismo no la asimila ni la digiere. Presenta la ventaja de hacer volumen (se hinchan de dos a diez veces su volumen de agua), facilita el tránsito intestinal y proporciona muy pronto sensación de saciedad. Desempeña, además, una función en la prevención del cáncer de colon o recto, así como de la aparición de las varices o hemorroides. La fibra deposita en la pared de los intestinos un gel que ofrece la particularidad de frenar la absorción de los glúcidos y reducir la de los lípidos y, sobre todo, del colesterol.

Encontramos fibra en las verduras, la fruta, las semillas, los cereales integrales… ¡todos ellos, alimentos con escasa presencia en nuestro plato!

LOS PRÓTIDOS

Aunque prótidos equivale en nuestra mente a carne, no hay que olvidar que en general la consumimos en medida excesiva, ya que también se encuentran proteínas en los productos lácteos y el pescado.

Las proteínas constituyen la base de toda célula viviente; de ahí su importancia para nuestro organismo. Una proteína se compone de aminoácidos, que atraviesan los intestinos y proporcionan a las células la base a partir de la cual van a producir sus proteínas específicas. Los aminoácidos son numerosos, una veintena: serina, glicina, tirosina, metionina, leucina, lisina, fenilalanina, isoleucina, valina, treonina, triptófano, etc. Los ocho últimos constituyen el conjunto de los aminoácidos esenciales que no sabe fabricar el cuerpo. Todos los aminoácidos deben estar presentes al mismo tiempo en nuestra dieta para que se produzca el equilibrio nitrogenado (las proteínas contienen nitrógeno).

Hay que reconocer que las carnes ofrecen un excelente equilibrio entre todos los aminoácidos. Cabe recordar asimismo que el pescado y los huevos no tienen nada que envidiarles. El problema de los alimentos de origen animal ricos en proteínas reside en su elevado nivel de lípidos y en particular de ácidos grasos saturados. Las proteínas de origen vegetal presentes en las legumbres y los cereales no ofrecen todos los aminoácidos (salvo la soja), aunque este inconveniente puede resolverse mediante asociaciones (sémola de trigo y garbanzos, por ejemplo), y al consumirlas nos beneficiamos también de las vitaminas, sales minerales y fibra que estos alimentos contienen. Lo mejor sería repartir de forma equitativa la ración de proteínas entre proteínas animales y proteínas vegetales. Resulta inútil consumir demasiadas proteínas, ya que no son almacenadas por el organismo y se destruyen o transforman en lípidos o glúcidos.

LOS LÍPIDOS

Aunque los lípidos tienen mala fama, son absolutamente imprescindibles y proporcionan las valiosas vitaminas A, E, D y K, cuya importancia hemos visto, en particular para combatir el envejecimiento. Con los lípidos ocurre como con muchas cosas: lo perjudicial es su consumo excesivo y no ellos mismos. Los lípidos en exceso, almacenados en el tejido adiposo, son responsables de los aumentos de peso y, transformados en colesterol (la yema de huevo, los sesos, la nata, la mantequilla, el queso y los embutidos son ricos en colesterol), cumplen una función indudable en la aparición de las enfermedades cardiovasculares.

Los lípidos se componen de ácidos grasos. Según su estructura más o menos compleja, son saturados (grasas de las carnes, embutidos, mantequilla, manteca de cerdo, etc.), monoinsaturados o poliinsaturados (grasas vegetales, aceites utilizados para la cocción y el aliño, etc.). Estos últimos se denominan esenciales, ya que el cuerpo no sabe sintetizarlos, por lo que es imprescindible suministrarlos a través de la alimentación. También presentan la particularidad de proteger las arterias y prevenir las enfermedades cardiovasculares, a diferencia de los ácidos grasos saturados, que resultan muy nocivos. Lo mejor sería consumir 1/3 de ácidos grasos saturados, 1/3 de monoinsaturados y 1/3 de poliinsaturados.

Para garantizar una alimentación sana y equilibrada, es necesario reducir parte de los lípidos en nuestra dieta y, sobre todo, de los ácidos grasos saturados. Debemos recordar también que el pescado (salvo el atún, la anguila y el salmón), la fruta, la verdura y los cereales contienen pocos lípidos, que existen una carnes más grasas que otras (entre las más ligeras se encuentran la ternera, el pollo, el pato y el caballo) y, por último, que los productos lácteos son en su mayoría muy ricos en lípidos.

El equilibrio de la ración calórica y el peso

Las calorías

Lípidos, glúcidos y prótidos proporcionan energía y, por lo tanto, calorías.

1 g de glúcidos		4 calorías
1 g de prótidos	proporciona	4 calorías
1 g de lípidos		9 calorías

Todo el mundo conoce las calorías: son esas cosas malas que engordan. ¡Pues no señor! Las calorías en sí mismas nunca hacen engordar. En cambio, demasiados lípidos y glúcidos provocan un aumento de peso. Un exceso de calorías en una ración alimentaria, tanto si son de origen proteico como lipídico o glucídico, que no puede utilizar el cuerpo, ocasiona aumento de peso y otros desequilibrios. A la inversa, la insuficiencia de calorías, es decir, la insuficiencia de lípidos, prótidos y glúcidos, hace adelgazar y puede poner en peligro el equilibrio y buen funcionamiento del organismo.

La caloría es una magnitud física, y hace referencia a un elemento muy abstracto: la energía. Así pues, la caloría es la unidad de energía alimentaria referente tanto a las necesidades del ser humano como a la aportación de los alimentos. Como hemos visto, la energía es suministrada por los lípidos, prótidos y glúcidos.

Nuestra ración calórica diaria debería ser proporcionada a razón de entre un 15 y un 20 % por los prótidos, de un 30 % por los lípidos y de entre un 50 y 55 % por los glúcidos. Dado que 1 g de lípidos aporta 9 calorías mientras que 1 g de glúcidos o de prótidos solamente aporta 4 (1 g de alcohol proporciona 7 calorías), en gramos, los lípidos son menos importantes de lo que podría parecer. Para la obtención de 100 calorías, respetando el equilibrio entre los lípidos, prótidos y glúcidos, se requieren:

- 3,75 g de prótidos (15 % de la ración calórica) o 5 g (20 % de la ración calórica);

- 3,3 g de lípidos (30 % de la ración calórica);

- 13,75 g de glúcidos (55 % de la ración calórica) o 12,5 g (50 % de la ración calórica).

El peso

En nuestra mente, el problema de las calorías permanece asociado con el del peso. Por otra parte, la búsqueda del peso ideal suscita en muchos casos el deseo de una alimentación dietética. Es cierto que una dieta equilibrada y sana debe conducir, entre otras cosas, al mantenimiento de un peso de forma, teniendo en cuenta que un aumento de la masa grasa con la edad parece programado por el organismo. Toda la dificultad reside en la definición del peso ideal.

En la noción de peso ideal intervienen dos tipos de factores, unos relacionados con la preocupación por la salud y otros que son asunto de estética. Aunque los primeros pueden determinarse de forma definitiva, con cierta flexibilidad, los segundos se hallan sometidos a los imperativos fluctuantes de la moda, hoy en día orientada a la delgadez.

Desde el punto de vista de la salud, resulta preferible estar delgado. Aunque no sea el resultado de una dieta drástica, la delgadez presenta menos inconvenientes y peligros que la obesidad. En este sentido hay que saber diferenciar entre unos pocos kilos considerados superfluos y la auténtica obesidad, que es una verdadera enfermedad y debe tratarse como tal. La obesidad se caracteriza por un

APORTES CALÓRICOS DIARIOS MEDIOS RECOMENDADOS
SEGÚN LA EDAD, EL SEXO Y LA ACTIVIDAD

	Calorías
Hombre	
Sedentario	de 2 000 a 2 200
Actividad física mediana	de 2 200 a 2 600
Actividad física intensa	de 2 700 a 3 200
Actividad física muy intensa	de 3 200 a 4 000
Mujer	
Sedentaria	de 1 700 a 1 900
Actividad física mediana	de 1 900 a 2 100
Actividad física intensa	de 2 100 a 2 400
Actividad física muy intensa	de 2 400 a 3 000
Embarazo	de 2 200 a 2 800
Lactancia	de 2 900 a 3 200
Niño	
De 1 a 3 años	de 750 a 1 200
De 4 a 6 años	de 1 300 a 1 600
De 7 a 9 años	de 1 600 a 2 000
Niño de 10 a 12 años	de 2 000 a 2 500
Niña de 10 a 12 años	de 2 000 a 2 300
Adolescente	
Chico de 13 a 15 años	de 2 600 a 3 000
Chica de 13 a 15 años	de 2 400 a 2 800
Chico de 16 a 19 años	de 3 000 a 3 500
Chica de 16 a 19 años	de 2 500 a 3 000
Persona mayor	de 1 800 a 2 400

gran aumento de la masa grasa con respecto a la masa ósea. Se considera que una persona es obesa si supera al menos en un 20 % su peso ideal.

El peso ideal es un concepto un poco abstracto y vago; además, cada persona tiene el suyo propio. La primera base para calcularlo es la relación con la estatura.

TÉCNICA DE LORENZ (MODIFICADA POR VANDERWAEL)

Para un hombre:

$$P \text{ (peso)} = T \text{ (talla)} - 100 - \frac{T - 150}{4}$$

es decir, para un hombre que mide 1,70 m: P = 65.

CONTENIDO CALÓRICO DE ALGUNOS ALIMENTOS
(n.º de calorías por cada 100 g de alimentos)

Alimentos	Contenido calórico	Alimentos	Contenido calórico
Costilla de cerdo	330	Whisky	250
Chuleta de cordero	215	Lentejas	340
Filete de vaca	152	Pasta cocida	336
Filete de ternera	65	Caramelo	378
Jamón	330	Chocolate con leche	550
Chicharrones	600	Cruasán	380
Bacalao	76	Sorbete	130
Mejillón	63	Espárrago	25
Atún	225	Zanahoria	42
Trucha	100	Pepino	12
Huevo	162	Endibia	15
Mantequilla	760	Patatas fritas	400
Nata	298	Puerro	42
Leche desnatada	35	Patata	76
Leche entera	67	Albaricoque	50
Yogur natural desnatado	36	Fresa	36
Camembert	300	Naranja	50
Queso blanco 0 %	34	Manzana	50
Pan blanco	255	Uva	80
Cerveza	de 30 a 45	Cacahuete	560
Soda	de 45 a 50	Aceituna verde	200
Vino	de 60 a 70	Ciruela pasa	290

Para una mujer:

$$P = T - 100 - \frac{T - 150}{2}$$

es decir, para una mujer que mide 1,60 m: $P = 55$.

Este cálculo, que da un peso medio, debe matizarse. El peso ideal depende de la estatura y el sexo, pero también de la edad y la morfología, es decir, de la relación entre talla y masa ósea. Cabe distinguir tres grandes tipos de morfología: longilínea, de osamenta fina; normal; y brevilínea, de osamenta fuerte.

Las tablas siguientes presentan promedios; las divergencias de tres kilos más o menos se consideran normales. Teniendo en cuenta los aumentos de peso debidos a la edad, puede contarse un kilo más por cada diez años de edad (las tablas hacen referencia a hombres y mujeres de 25 años) y, para las mujeres, un kilo adicional por cada hijo.

PESO MEDIO DE UN HOMBRE DE 25 AÑOS EN FUNCIÓN DE LA ESTATURA Y LA MORFOLOGÍA
(en kilogramos)

Estatura	Longilínea	Normal	Brevilínea
1,66	58	62	66
1,68	59,5	63,5	68,5
1,70	61	65	70
1,72	62,5	66,5	71,5
1,74	64	68	73
1,76	65,5	69,5	74,5
1,78	67	71	76
1,80	68,5	72,5	77,5
1,82	70	74	79
1,84	71,5	75,5	80,5
1,86	73	77	82
1,88	74,5	78,5	83,5
1,90	76	80	85
1,92	77,5	81,5	86,5
1,94	79	83	88

PESO MEDIO DE UNA MUJER DE 25 AÑOS EN FUNCIÓN DE LA ESTATURA Y LA MORFOLOGÍA
(en kilogramos)

Estatura	Longilínea	Normal	Brevilínea
1,54	47,5	52	55
1,56	48,5	53	56
1,58	49,5	54	57
1,60	50,5	55	58
1,62	51,5	56	59
1,64	52,5	57	60
1,66	53,5	58	61
1,68	54,5	59	62
1,70	55,5	60	63
1,72	56,5	61	64
1,74	57,5	62	65
1,76	58,5	63	66
1,78	59,5	64	67

El margen de maniobra resulta bastante amplio con respecto al peso medio ideal para soportar unos pocos kilos de más o de menos. El peso ideal es también aquel con el que uno se siente bien, en forma, desde el punto de vista físico y psicológico.

A este respecto, conviene desconfiar de las dietas drásticas: perder a intervalos regulares cinco kilos en una semana, y luego recuperarlos, es más nefasto para el organismo que una sobrecarga constante de cinco kilos, y no resuelve los problemas de peso. Evite los ayunos, las dietas drásticas y los tentempiés. Piense en adoptar un método más suave y más eficaz a largo plazo, y recuerde que adelgazar es a menudo sencillamente comer bien, sano y equilibrado.

Para ayudarle a refrenar sus ataques de hambre, la auriculoterapia le propone la realización de un masaje en los puntos que se pueden ver en la figura 8 (el punto más alto se encuentra debajo del pliegue).

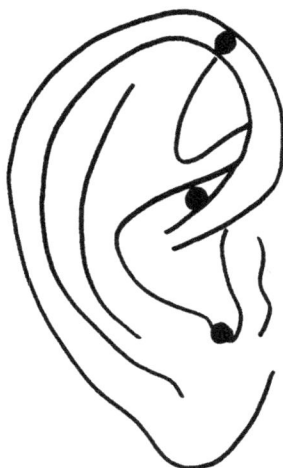

Figura 8

Método sencillo para comer sano

Para elaborar comidas equilibradas que comprendan, en proporciones adecuadas, glúcidos, lípidos, prótidos, vitaminas y minerales, sin tener que controlar los complejos mecanismos de la alimentación y evitando los laboriosos cálculos, muchos dietistas y expertos en nutrición recomiendan el método 421 = GPL, creado por el Dr. Creff.

Esta fórmula permite aprender a equilibrar la alimentación e impide que se produzcan los principales errores. Cada comida, incluido el desayuno, debe seguir los principios de este método.

G engloba la familia de los glúcidos; P, la de los prótidos, y L, la de los lípidos. Así pues, se requieren 4 porciones de glúcidos, 2 porciones de prótidos y 1 porción de lípidos por comida. Con ello tenemos todos los elementos para equilibrar la ración calórica y que contenga un 15 % de prótidos, un 30 % de lípidos y un 50 % de glúcidos, como debe ser. Dado que comemos demasiados azúcares de asimilación rápida, 4 porciones de glúcidos pueden parecer opuestos a la deseable reducción de este tipo de alimentos en nuestra dieta. Por esta razón, la fórmula 421 = GPL se descompone de la siguiente forma:

4 porciones de glúcidos = 1 porción de alimento crudo
                                             1 porción de verdura cocida
                                             1 porción de fécula
                                             1 porción de dulce
2 porciones de prótidos = 1 porción de productos lácteos
                                             1 porción de productos no lácteos (huevos, carnes,
                                             pescados, etc.)
1 porción de lípidos = 1/2 porción de grasas de origen animal
                                             1/2 de grasas de origen vegetal

EJEMPLO DE UNA COMIDA SEGÚN LA FÓRMULA 421 = GPL

Primer plato: zanahorias ralladas, 1 G (alimento crudo), con vinagreta, 1/2 L (1/2 grasas de origen vegetal).
    Segundo plato: salmón, 1 P (1 producto no lácteo), con puerros, 1 G (1 verdura cocida), y un poco de mantequilla, 1/2 L (1/2 grasas de origen animal).
    Postre: queso, 1 P (1 producto lácteo), y pan, 1 G (1 fécula).

La comida comprende todos los elementos necesarios; si lo desea, puede añadir un dulce: una galleta, una tostada con miel, un vaso de café con azúcar, etc.

Consejos básicos

Recuerde que, si tenemos en cuenta nuestra alimentación, necesitamos reducir la parte de los dulces y grasas y consumir más alimentos crudos, verdura, legumbres, azúcares lentos, fibra alimentaria y productos lácteos. Estos son algunos consejos que le beneficiarán:

— coma sentado y en buena compañía;
— tómese el tiempo necesario y mastique durante largo rato (en general, no hay que tomar un bocado hasta que el anterior se haya tragado por completo);
— no se salte comidas;
— coma a horas fijas;
— tome un verdadero desayuno;
— varíe los alimentos;
— no añada un exceso de sal a los platos;
— no añada un exceso de azúcar;
— reduzca las grasas de origen animal, los embutidos, la mantequilla y los quesos grasos;

— evite las asociaciones de azúcares de asimilación rápida y ácidos grasos saturados, particularmente temibles para las arterias;
— utilice sartenes antiadherentes para reducir el consumo de grasas de cocción;
— cuidado con las salsas que convierten un alimento ligero en un plato demasiado rico (opte por las salsas de queso blanco 0 % o de limón para las ensaladas, procure sazonar un plato con hierbas aromáticas en lugar de cubrirlo de salsa);
— coma pan, cereales y féculas;
— piense en sustituir la carne por pescado;
— quite la grasa visible de los alimentos (la piel del pollo, por ejemplo);
— suprima los refrescos, los caramelos, el chocolate, etc.;
— beba mucha agua;
— opte por las cocciones al horno, en papillote, al vapor, con la olla a presión;
— si tenemos en cuenta que, en general, estamos sobrealimentados, para volver poco a poco a un régimen de equilibrio, al principio habría que dejar de comer justo antes de la sensación de saciedad y quedarse con un poco de apetito;
— evite el tabaco y el alcohol;
— haga ejercicio.

Segunda parte

LA MENTE

La juventud de la mente

Aunque resulta evidente que la juventud del cuerpo y de la mente se hallan inextricablemente vinculadas, no nos cansaremos de repetir que un cuerpo en plena forma no sirve de nada sin una mente que lo guíe para actuar, sentir, adaptarse al ambiente y emprender cosas, y, por su parte, la mente no puede prescindir del cuerpo para realizar su voluntad, y sencillamente para alimentarse y seguir funcionando con normalidad.

El envejecimiento se caracteriza por una pérdida de capacidades, tanto físicas como intelectuales y emocionales. Por ello, ninguno de estos aspectos debe pasarse por alto.

La juventud de la mente plantea varias cuestiones: en primer lugar, la del envejecimiento efectivo de nuestro cerebro; en segundo lugar, la del mantenimiento de las capacidades intelectuales y de memorización, de la vivacidad y la flexibilidad mental, y, por último, la de la continuación, hasta el crepúsculo de la vida, de una existencia rica y una vida social, afectiva y sexual floreciente y dinámica.

¿Envejece el cerebro?

Disponemos a priori de un potencial cerebral muy superior a nuestras necesidades, y sólo utilizamos una ínfima parte de las posibilidades que nos ofrece nuestro cerebro. Esta circunstancia parece abrir perspectivas bastante tranquilizadoras en lo que respecta al envejecimiento de este órgano, pues en tal caso las capacidades del mismo deberían ser suficientes.

Por otra parte, sabemos que las células del cerebro no se reproducen: nacemos con un patrimonio impresionante, pero limitado, de neuronas, de 10.000 a 12.000 millones. A partir del nacimiento, comienza la pérdida de neuronas a razón de varias decenas de millares al día. Por lo tanto, acabamos nuestra vida con un patrimonio reducido a la mitad, al menos eso es lo que suponemos, ya que estos cálculos son muy difíciles de efectuar y verificar. Además, resultan muy aproximativos, dado que esta apreciación se efectúa mediante la toma de muestras sólo en la superficie del cerebro. Suponemos también que lo que más sufre con el envejecimiento son las conexiones entre las neuronas, las condiciones de envío y de recepción de los mensajes químicos.

Hoy en día se sabe que, al margen de los casos palpables de enfermedades como el Alzheimer o la demencia senil —esta última afecta al 5 % de los mayores de 60 años y al 15 % de los mayores de 80 años, y la enfermedad de Alzheimer supone el 50 % de estas demencias—, en las que el cerebro y la capacidad intelectual resultan claramente deteriorados, la mayoría de los síntomas que atribuimos a un envejecimiento del cerebro (pérdidas de memoria, disminución de la actividad intelectual, introversión, dificultades para adaptarse o tomar decisiones, etc.) se deben en realidad a factores de orden más bien afectivo, psicológico y de ambiente social y familiar. En resumen, el cerebro se debilita porque bajamos los brazos, nos hacemos los muertos antes de hora.

Dos etapas que vivir

En el proceso inevitable del envejecimiento, dos acontecimientos principales parecen constituir etapas particularmente delicadas para muchos: *jubilarse y convertirse en abuelo*. Estos dos hitos significan de forma clara, desde un punto de vista tanto social como individual, que ya no tenemos veinte años. Obstinarse entonces en una eterna actitud de adolescente sería mentirse a uno mismo tanto como a los demás; peor aún, renegar del propio ser, y no permitir el desarrollo y la vitalidad sin la plena aceptación de uno mismo.

«El envejecimiento —decía Trotski— es el acontecimiento más inesperado en la vida de un hombre». Aunque todos sepamos que algún día estaremos jubilados y seremos abuelos, en realidad pocas personas piensan en ello a fondo y con lucidez, es decir, sin temor, sin inhibiciones y sin dejar siempre para más adelante la hipótesis de este acontecimiento.

Algunos se afanarán por llevar tejanos, hablar como los jóvenes, hacer que sus nietos les llamen por su nombre de pila, estirarse la piel del rostro y proclamar bien fuerte «tengo tres veces veinte años», pero no dejarán de tener sesenta, ¡así son las matemáticas y así es la vida! En lugar de apegarse a unos deseos y placeres que ya no son actuales, ¿por qué no aceptar vivir otros nuevos y aprovechar las ventajas que ofrece la madurez?

Convertirse en abuelo

Llegar a ser abuelo representa una gran alegría para unos, pero simboliza para otros el paso de una franja de edad a otra, por arbitrarias que sean. Ello significa, en primer lugar, que uno mismo ya no tiene edad de ser padre. Esta sencilla observación puede desencadenar dolorosas pérdidas de identidad y angustias morbosas más o menos conscientes: se pasa de la fecundidad, signo de vida, a la esterilidad, signo de muerte. Se pasa también de la edad adulta dinámica, floreciente y valorada a esa confusa y pavorosa tercera edad que no se atreve a decir su nombre. El nacimiento de otra generación desplaza a la primera hacia los limbos de la vejez primero, y luego, de la muerte. En muchas mentes, el estatuto de abuelo parece quitarle al individuo el de hombre y mujer. Aunque el abuelito y la abuelita siguen siendo adultos, quedan disminuidos, incompletos, al margen de numerosos sentimientos y sensaciones, para el desguace o casi. Nuestros propios temores hacen del abuelito un viejo chocho, y de la abuelita, una gruñona de ideas estrechas y actividades deprimentes. La edad de los abuelos es también, por desgracia (a veces), la de los prejuicios, aquella en que sentimientos amorosos, seducción y sexualidad resultan indecentes e incluso francamente obscenos.

Estas representaciones y prejuicios viven en mayor o menor medida en todos nosotros, y para evitar poner un «pie en la tumba» con la llegada del primer nieto, como imaginan algunas personas, se toman dos actitudes que permiten rechazar el tiempo que pasa y no asumir que se es abuelo.

La primera se caracteriza por un repliegue estratégico, la elección de un aislamiento un poco altivo, un rechazo inconsciente de reconocer la filiación con la nueva generación que llega, un rechazo de comunicación e intercambio con ella. Así, el individuo puede hacerse creer que no es «viejo» porque no desempeña el papel que es suyo, de transmisión del saber y de cierto patrimonio, por ejemplo.

La segunda actitud, diferente en sus manifestaciones, aunque no tanto en el fondo, consiste en el abuelito con cazadora de cuero que se arriesga a padecer una parada cardiaca queriendo practicar el surf como los *beach boys* australianos recién salidos del colegio, y la abuelita, sometida a un *lifting* tras otro, que pretende ser la madre de sus nietos (aunque sin las responsabilidades que conlleva) o, peor aún, la amiga de la nieta mayor que acaba de cumplir quince años. Estas personas tampoco asumen su edad, y se niegan a desempeñar su papel de abuelos, un papel, sin embargo, tan específico e importante: el de referencia, consejo, transmisor…

Ser capaz de desempeñar ese papel es, sin duda alguna, la mejor forma de mantenerse joven y de acuerdo con la propia naturaleza. Es cierto que en nuestras sociedades las diferentes generaciones viven casi siempre separadas y divididas, de modo que ya no se reconoce de forma espontánea el papel de los abuelos ni el valor del saber que pueden transmitir en un ambiente en perpetua transformación. No obstante, este papel y el valor de este saber existen de verdad. Nada sustituye como referencia a la cultura, las vivencias y la experiencia de los mayores; para la estructuración de la memoria y de la noción del tiempo, la generación de los abuelos es insustituible. La posibilidad de dar a personas más jóvenes lo que aporta la madurez es necesaria y positiva, y permite tener la sensación de continuar siendo útil. Llegar a establecer un verdadero diálogo entre generaciones constituye una de las bases de este secreto de juventud que muchos de nosotros buscamos. Dialogar no significa sólo transmitir un saber, sino también ser capaz de recibir otro. No se trata de que los abuelos machaquen sus opiniones establecidas de una vez por todas, de que rumien sin cesar el pasado. Para ser transmisible, lo que se ha vivido tiene que estar vivo y aceptar enriquecerse aún más. El intercambio requiere así una verdadera reciprocidad y una gran apertura mental. Esta apertura hacia los demás permite un enriquecimiento permanente, unos cambios y unas adaptaciones que son el signo mismo de la juventud. Un buen intercambio entre generaciones impide convertirse en un viejecillo limitado, instalado en sus posiciones, aburrido, pasivo y sin sentido del humor. Es posible un enorme número de actividades e intercambios entre abuelos y nietos, de los más clásicos a los más insólitos, y no tienen que funcionar siempre en un solo sentido, de los más mayores a los más jóvenes: los abuelos pueden enseñar jardinería a los más jóvenes y estos pueden iniciar a sus abuelos en los secretos de la informática. La capacidad tanto de dar como de recibir es un signo de vitalidad y la garantía de una vida floreciente y entusiasta.

La jubilación

Sombría palabra, la jubilación. Jubilarse no parece ser nada divertido. El fin de la actividad profesional, que hoy en día tiene lugar cada vez más pronto, mientras que vivimos cada vez más años, deja a cada persona la oportunidad de vivir un buen cuarto, y en ocasiones un tercio, de su existencia fuera de los circuitos del mundo laboral. No es poco. Y, gracias a Dios, las mentalidades van cambiando poco a poco y las nuevas generaciones asimilan cada vez menos jubilación y vejez en su sentido más negativo. Ya no se trata de retirarse suavemente del mundo y esperar la muerte.

Pese a esta evolución, la jubilación no siempre se vive bien y constituye un cambio delicado de la existencia. Aunque es un acontecimiento anunciado y de todos conocido, no deja de ser para muchos sorprendente y muy desconcertante. A decir verdad, pocos se preparan de verdad para él. Vivimos al día como si ese futuro no existiese o no nos afectase. Aunque muchos prevén el fin de la actividad profesional como un alivio, pocos reflexionan en sus consecuencias.

¿Qué se puede hacer con todo ese tiempo libre, después de cuarenta años de buenos y leales servicios? La actividad profesional determina nuestro estatus social y, en gran parte, nuestra identidad. Desocupados de forma brusca, sin responsabilidades ni poder, muchas personas no encuentran ni su lugar ni justificación para su existencia, pierden las referencias que les definían desde siempre. Se sienten reducidos a la nada e inútiles. Este sentimiento de inutilidad, generador de un gran sentimiento de culpa, al que se añade la sensación de depender de los demás, representa uno de los principales obstáculos para una jubilación feliz.

Con la pérdida de la actividad profesional, el individuo pierde su red de relaciones, y si no ha tomado la precaución de desarrollar ricos vínculos amistosos o sociales fuera del marco laboral, la soledad, el aburrimiento y cierto sentimiento de abandono pueden instalarse de forma insidiosa y desembocar en verdaderos estados depresivos. No resulta fácil buscarse de la noche a la mañana nuevas actividades y amistades. Existe un gran peligro de replegarse todavía más en uno mismo, de dimitir, de crearse unas limitaciones que no tienen razón de ser a guisa de agenda, y angustias y pequeños dolores a modo de ocupaciones.

La jubilación significa asimismo volver a encontrarse frente a frente con el cónyuge: antes la pareja sólo se veía por la noche, y ahora permanece mirándose de hito en hito y con hostilidad las veinticuatro horas del día. Pueden resurgir conflictos latentes, revelarse diferencias de estilos de vida y deseos, agravarse incompatibilidades de carácter, surgir la incomprensión y otros problemas. Cualesquiera que sean las situaciones y el grado de entendimiento de los cónyuges, la jubilación constituye un cambio importante para la pareja.

Algunas personas nutren también un sentimiento de inseguridad material al acercarse la jubilación, aunque en la actualidad el nivel de las pensiones permite vivir bien y sin un desfase excesivo respecto al nivel de vida durante el periodo activo —según las últimas cifras y estudios, y si se tiene en cuenta la difícil situación del empleo hoy en día, los jubilados tendrían, en general, un nivel de vida ligeramente superior al de la población activa—. Esta angustia suele ser más imputable a un sentimiento de culpa, debido al hecho de que ya no se satisfacen directamente las propias necesidades, que a una precariedad real.

Con la jubilación, se agudiza la conciencia de la vejez, del paso del tiempo y de la muerte. Esta lucidez, que no tiene en sí nada negativo o alarmante, puede convertirse en una obsesión y transformarse en una verdadera angustia que paralice toda iniciativa y destruya todas las perspectivas de disfrutar apaciblemente de la vida. Son varios los factores que generan el paso de la conciencia a la angustia. Con la interrupción de la actividad profesional, las primeras arrugas y los primeros dolores adquieren unas proporciones a veces desmesuradas en el recién jubilado. Más que las canas, es todo un contexto lo que está en juego, ya que a menudo el ejercicio de una profesión hace olvidar, o al menos palía, las molestias de la edad: no pensamos en ellas, nos fijamos menos. Así, vemos a algunas personas recibir lo que se llama un «golpe de vejez» al jubilarse. En la mayoría de los casos, es necesario buscar fuera del cuerpo las razones de este peso de los años que súbitamente se ha vuelto tan grande: la señora ya no se maquilla, ¿para qué? El señor ya no hace deporte, no le apetece, o se pone a desplegar de forma brusca una actividad física que nada tiene en común con su actividad habitual para conservar a sus ojos la apariencia de la juventud. El resultado es un lumbago tras otro, y a quien quiera oírle le dirá que es señal de que se ha vuelto viejo, de que está «fastidiado».

La inactividad constituye uno de los factores que agravan el estado de desarraigo y angustia en que se encuentra a veces el jubilado. La actividad para todos es sinónimo de juventud. Pero en realidad, ¿por qué deberíamos quedarnos sentados, solos en una butaca con la mente vacía y la mirada perdida, una vez jubilados?

Mantenerse activo

O, mejor dicho, estar activo y mantenerse activo. La actividad profesional es un aspecto importante, aunque, por fortuna, los seres humanos son capaces de desplegar energía y creatividad en otros muchos ámbitos, y cuanto más joven se empiece, más joven se permanecerá. Hay que saber que, salvo excepciones, y existen, alguien que nunca ha desarrollado relaciones con los demás fuera de su trabajo tendrá muchas dificultades para hacer amigos una vez jubilado; nuestra jubilación es casi siempre la imagen de lo que somos, aunque esta permite, por el tiempo que deja a nuestra disposición, desarrollar aspectos de nuestra personalidad y actividades poco compatibles con cuarenta horas de trabajo semanales.

¿Qué se entiende por actividad? Todo tipo de actividades: físicas, deportivas, lúdicas, sociales, amistosas, intelectuales, creativas, etc. Todas son de igual importancia y valor, todas son el signo de la vida en marcha. Preservan, mantienen y desarrollan las posibilidades y la salud del cuerpo, la apertura mental, la curiosidad, el entusiasmo, la capacidad para emocionarse y asombrarse, para evolucionar, la comunicación y el intercambio con los demás, cualidades todas inherentes a la juventud.

Moverse

Una buena higiene de vida, cualquiera que sea la edad, debe incluir la práctica diaria de una actividad física (véase capítulo «El cuerpo en forma»). Hacer ejercicio de forma periódica permite conservar durante mucho tiempo un cuerpo sano, flexible y lleno de energía. El deporte ayuda asimismo a la prevención de algunas grandes enfermedades propias del envejecimiento y de numerosos trastornos: osteoporosis, ahogo, insuficiencia cardiaca, enfermedades cardiovasculares, disminución de la masa muscular, rigidez de ligamentos, sobrecarga de peso, etc. Tampoco olvidemos que el ejercicio físico constituye el mejor antidepresivo, proporciona relajación, bienestar, calma y vitalidad, y combate de forma muy eficaz todas las formas de estrés (véase capítulo «Combatir el estrés»). La práctica de un deporte resulta aún más necesaria porque la mayoría de nosotros tenemos un estilo de vida sedentario y urbano, y sólo ejercitamos nuestros músculos para ir del despacho a la máquina de café, lo cual es insuficiente. Todas aquellas personas que no practican deporte de forma periódica no se deben rendir so pretexto de que no empezaron cuando debían, que ahora están oxidados y que con la edad podría ser peligroso. Nunca es demasiado tarde para empezar, y la práctica de un deporte sólo es nociva en unos casos médicos concretos; si nunca ha practicado actividades físicas, antes de empezar hágase un chequeo. Actividades como la caminata, la natación, la gimnasia, el yoga y la bicicleta son muy adecuadas para quienes descubren el deporte de forma tardía. Un poco de ánimo, ¡los jubilados no son enfermos sin remedio!

Viajar

Dicen que los viajes forman a la juventud. La verdad es que no hay edad para descubrir y que es más el descubrimiento lo que genera la juventud de espíritu que a la inversa. Los paisajes desconocidos, las gastronomías exóticas y las culturas diferentes son placeres estimulantes para la mente. Los viajes desarrollan y mantienen la apertura mental, la reflexión y la adquisición de nuevos conocimientos y experiencias. También permiten distanciarse de los problemas cotidianos y restarles importancia. Si durante su vida «activa» no ha podido viajar mucho por falta de tiempo o por razones económicas (crianza de los hijos, devolución de préstamos), la jubilación es el momento idóneo, cosa que han comprendido perfectamente las agencias de viajes, así como las asociaciones y los ayuntamientos. De las regiones españolas a los confines de China, el mundo es vasto para quien sabe verlo.

Dar

Las asociaciones deportivas, culturales y humanitarias buscan siempre nuevos voluntarios. Dedicar un poco de tiempo a este tipo de actividades ofrece la posibilidad de realizar una acción constructiva y positiva, sentirse útil, cumplir una función en nuestra sociedad. También permiten permanecer o entrar en contacto con los demás y el mundo, mantenerse a la escucha transmitiendo a otros lo que uno mismo ha recibido, un saber, por ejemplo. ¿Conoce como la palma de su mano el museo de su ciudad? ¿Por qué no se ofrece como guía? ¿Juega al ajedrez desde siempre? ¡Ofrezca cursos de iniciación para los jóvenes, de acuerdo con el ayuntamiento, por ejemplo! ¿Le afecta de modo particular la suerte de las víctimas de los accidentes de circulación? Existen asociaciones de ayuda mutua en las que puede aportar su colaboración. ¿No hay en su zona estructuras que permitan organizar salidas culturales para las personas aisladas? Cree su asociación informándose en el ayuntamiento, ¡no hay límite de edad! También es posible mantener una forma de actividad profesional, después de la jubilación, ofreciendo los propios servicios a determinadas organizaciones, las cuales tienen la finalidad de beneficiar a los jóvenes, empresas o administraciones con los conocimientos y experiencia de antiguos ejecutivos o técnicos.

Aprender

En cualquier edad, y todos los días, es posible adquirir nuevos conocimientos. Aprender no está reservado a los niños en edad escolar. A lo largo de toda nuestra vida, podemos enriquecernos y mantener una intensa actividad intelectual; nuestra mente estimulada así conservará durante mucho tiempo su vigor y capacidad de memorización (véase capítulo «La memoria»), síntesis, análisis, anticipación. La mente funciona como un músculo; si se abandona, se va atrofiando. El fenómeno se observa a cualquier edad, a los treinta años y a los setenta, aunque a los treinta el ejercicio de una profesión permite mantener y desarrollar las cualidades en un ámbito particular. Hay muchos clubes, escuelas y asociaciones que ofrecen cursos sobre materias muy diversas. Cabe recordar que las universidades están abiertas a todo el mundo, sin condiciones de edad; es posible sacarse una licenciatura de sociología a los cuarenta o sesenta años. Muchas universidades ofrecen a todo el mundo, sin condiciones de edad o de títulos, series de cursos, ciclos de conferencias o seminarios en ámbitos tan variados como la historia del arte, la lingüística, la geografía, la medicina, los idiomas, el urbanismo, el campo audiovisual o el derecho. Las clases de estas universidades se imparten en las universidades clásicas. No están sancionadas por ningún diploma, simplemente le ofrecen a cada cual los medios para seguir aprendiendo, proporcionan un trabajo intelectual, agudizan el sentido crítico, despiertan la curiosidad. Aprender es una forma de expansión que gratifica enormemente.

Crear

El proceso creativo evoca siempre la juventud en lo que tiene de positivo y dinámico. Crear, producir e inventar es participar en la marcha del mundo con unas satisfacciones personales que pocas actividades ofrecen. Descubrimiento de uno mismo, expresión personal, comunicación con otros, desarrollo de la imaginación o la habilidad manual... El enriquecimiento que aporta la creación presenta también la ventaja de la generosidad: crear es un don. Además, la actividad creadora mantiene despierto y en buen estado hasta una edad muy avanzada el conjunto de las capacidades intelectuales, por la tremenda energía que moviliza. Por otra parte, muchos artistas conocidos demuestran a diario que la juventud no constituye una condición para la creación. Tampoco son raras las personas que descubren vocaciones tardías. Una vez jubiladas, liberadas de las obligaciones sociales y profesionales, y que disfrutan de cierta disponibilidad intelectual y afectiva, descubren, a menudo por casualidad, gracias a un encuentro o una oportunidad, los placeres de la acuarela, el punto, el teatro, la encuadernación o el grabado. Siempre es posible practicar el arte solo en un taller, pero también existe una red bastante densa de clubes y talleres que cubren más de un centenar de disciplinas artísticas y artesanales.

Distraerse

Existen mil y una formas de ocuparse de modo agradable solo o con otros; imposible hacer un inventario. Los hay que se apasionan por los juegos de sociedad, de cartas, de rol o de estrategia, útiles para distraerse, mantener relaciones sociales, dialogar y ejercitar la memoria (véase capítulo «La memoria») y la capacidad lógica. Algunos prefieren los placeres de la jardinería o el modelismo, o inician colecciones. Otros se interesan por la genealogía y parten en busca de sus orígenes o recorren museos y bibliotecas (existen clubes para poder asociar la alegría de compartir con la lectura o el descubrimiento de un museo).

Todas estas actividades, sean cuales sean, no sólo hacen la vida más agradable y atractiva, sino que permiten abrirse al mundo y a los demás, comunicarse y desarrollar cualidades intelectuales o manuales. Nadie duda que actividad rima aquí con juventud.

Conservar una vida afectiva y sexual

El cultivo y mantenimiento de una vida afectiva y sexual resulta imprescindible para el equilibrio físico y mental. Nuestra sociedad, empeñada en ofrecer sólo modelos jóvenes recién salidos de la pubertad, no hace una excepción en lo que respecta al ámbito de los sentimientos y la sexualidad. La pasión es siempre joven, como el entusiasmo, los impulsos y el derecho a manifestar emociones, por no hablar del erotismo, que sólo parece decente y posible para cuerpos bellos, lisos, firmes y jóvenes. Si Freud contribuyó mucho a levantar el tabú que pesaba sobre la sexualidad infantil, una capa de plomo aplasta aún la de la «tercera edad», y condena con el silencio, la reprobación y la autocensura todo impulso de las personas mayores de cincuenta años. Debemos rebelarnos contra esta cruel aberración.

El amor y el placer no tienen edad, y sin ellos se puede hablar efectivamente de vejez en su aspecto más morboso y siniestro. Es cierto que la afectividad y sexualidad de la madurez se distinguen de las de la juventud, por suerte, ya que lo contrario sería señal de que no evolucionamos y no hemos aprendido nada de nada. Algunos lamentarán la ausencia de pasión que preside las relaciones de una pareja formada desde hace más de treinta años. Es cierto que somos menos impulsivos a los sesenta años que a los veinte, pero también somos menos exagerados, menos intolerantes, menos posesivos y egoístas, y este es el privilegio de la madurez. La edad no disminuye en absoluto la capacidad de emocionarse, de dar y recibir, muy al contrario. Se desarrollan poco a poco unas relaciones en las que reina un mayor respeto por el otro, una mayor entrega, una escucha más atenta, porque sin duda uno piensa menos en sí mismo. Esta «sensatez» no supone obligatoriamente una forma de monotonía afectiva y sexual; le corresponde a cada pareja instaurar un diálogo suficiente y constructivo, saber evolucionar juntos.

Aunque numerosas parejas llegan a mantener un buen entendimiento y unos sentimientos fuertes, parece ser que poco a poco se vuelven como asexuados. Según las estadísticas, se observa una caída muy clara de la actividad sexual a partir de los cincuenta años: dos tercios de las mujeres y la cuarta parte de los hombres afirman no tenerlas ya; la mitad de los hombres afirman estar insatisfechos, y lo mismo ocurre con las tres cuartas partes de las mujeres. A pesar de todo, cabe subrayar que estas estadísticas son relativas, ya que estos problemas resultan difíciles de evaluar (la mitad de las mujeres se niegan a responder). No obstante, no cabe duda de que esa es la tendencia.

Rutina, costumbre, pereza, ausencia de diálogo y lento debilitamiento de las relaciones actúan de forma evidente contra el mantenimiento de una sexualidad floreciente pasada cierta edad. Las imágenes clásicas de la seducción y el erotismo, asociadas con la juventud, contribuyen asimismo a frenar las prácticas sexuales. A partir de los 50 o 60 años, muchas personas desean de forma espontánea poner fin a toda vida sexual debido a una ausencia de deseo, impedimentos y bloqueos.

En la mujer, la instalación de la menopausia (véase capítulo «El cambio hormonal») desempeña una función a veces determinante por razones psicológicas (pequeñas depresiones, miedo a no seducir ya, rechazo del cuerpo, tensiones con el cónyuge, etc.), pero también fisiológicas. En particular, el desarreglo hormonal provoca una sequedad vaginal importante, irritaciones y un estrechamiento de la vulva que vuelven las relaciones desagradables e incluso francamente dolorosas. Este tipo de problemas se resuelven muy bien desde el punto de vista médico.

En el hombre, el temor a la impotencia realiza suavemente su labor de zapa llegando incluso a provocarla, lo cual no resulta infrecuente. Este miedo es tan grande que a la menor erección insuficiente algunos son capaces de poner fin de forma definitiva a toda vida sexual (el mismo problema a los veinte años no habría desembocado en unos votos de abstinencia), sin hablar de ello con el cónyuge ni consultar al médico. Hay que saber que la verdadera impotencia es bastante infrecuente, ya que afecta a menos del 10 % de los mayores de 45 años. También hay que destacar que esta impotencia puede ser ocasional y que, en la mayoría de los casos (el 80 % aproximadamente) se debe a cierto clima psicológico: depresión, bloqueos, ausencia de diálogo, desconocimiento y rechazo de las modificaciones del cuerpo debidas a la edad, rutina erótica, miedo al fracaso, estrés, etc. Si no tiene causas psicológicas, la impotencia puede deberse a una afección vascular (cuidado con el tabaco, la hipertensión y el colesterol). Recordemos que los trastornos hormonales de la andropausia no conllevan fenómenos de impotencia (véase capítulo «El cambio hormonal»). No olvidemos tampoco que la inmensa mayoría de los trastornos puede tratarse y resolverse, sin llegar a la prótesis de pene.

Después de proclamar que la edad no tiene nada que ver con la actividad sexual, conviene hacer algunas precisiones. Es cierto que la edad conlleva ciertas modificaciones inevitables que hay que conocer y aceptar para vivir una sexualidad plena. Cabe distinguir cuatro fases en el desarrollo del orgasmo: la excitación, la meseta, el orgasmo propiamente dicho y la resolución. En la mujer mayor de cincuenta años, la lubricación vaginal que corresponde a la fase de excitación es mucho más lenta, y el orgasmo puede ser también mucho más largo. En el hombre, las dos primeras fases requieren más tiempo, la eyaculación se ve retardada y, durante el orgasmo, se observa la posibilidad de sentir placer sin eyaculación, que no hay que confundir con impotencia. Es necesario conocer estas pocas modificaciones posibles, estar atento a uno mismo y al otro para adaptarse, desdramatizar lo que en ningún caso supone un drama y vivir una sexualidad feliz. Para acabar, quisiera destacar que las personas que llevan a los treinta años una vida sexual rica e intensa tienen más posibilidades de conservarla que otros de inventársela a los sesenta años, y por supuesto, que el hábito del diálogo adquirido muy pronto facilita mucho las cosas…

Desde un punto de vista más ligero, es bien sabido que este tema tan terriblemente preocupante interesa a los hombres y las mujeres desde la noche de los tiempos. La Antigüedad experimentaba ya numerosas sustancias en busca de afrodisiacos milagrosos. Hoy en día se clasifican entre los afrodisiacos un enorme número de especias y aromas (muchas de estas sustancias tienen propiedades tónicas y vasodilatadoras reales): canela, clavo, jengibre, enebro, hinojo, cardamomo, cilantro, nuez moscada, vainilla… Pero también productos más utilizados en la cocina: pimienta, ajo, cebolla, albahaca, ajedrea y menta. Cabe mencionar también el apio, el chocolate, la guindilla, el aceite de geranio, el hipérico, las ostras, la lecha de pescado, la jalea real, el ginseng, las trufas, el vino de romero (30 g de romero y 20 g de salvia en un litro de vino tinto calentado durante media hora. Deje enfriar, cuele y tome dos vasitos al día antes de las comidas).

¡Pero el más eficaz de todos los afrodisiacos sigue siendo la imaginación!

La memoria

Cuando preguntamos a las personas de nuestro entorno cuáles son los signos del envejecimiento, la memoria que flaquea se sitúa en cabeza de los sinsabores de la edad muy avanzada, junto con las arrugas, entre otras cosas. Si una piel arrugada marca los ultrajes a los que el tiempo somete a nuestro cuerpo, las lagunas de la memoria señalan el envejecimiento de la mente. Por un poco, al menor fallo, veríamos despuntar la demencia senil. Evidentemente, es muy excesivo. Todos tenemos lagunas en la memoria, cualquiera que sea nuestra edad. A menudo, todo es cuestión de interpretación, ya que si a los veinte años olvidar un número de teléfono es distracción, a los cincuenta años se supone que ese acontecimiento señala el crepúsculo de la mente. Con mucha frecuencia, asociamos de forma espontánea trastornos de la memoria y vejez, tal vez debido a esos casos, minoritarios pero terriblemente llamativos, en que las pérdidas de memoria anuncian las angustias y la decadencia que acompañan a la demencia senil o al Alzheimer, por citar sólo estas.

Aunque siempre es necesario consultar en caso de trastornos frecuentes, problemáticos o crecientes para detectar un origen propiamente médico de los caprichos de la memoria, hay que saber que en la inmensa mayoría de los casos los fallos son atribuibles a la falta de atención, a la fatiga y a una actividad cerebral poco intensa. El cerebro y la memoria son como los músculos: si no trabajan, se debilitan y sencillamente disminuyen. Igual que los músculos, es posible mantener y desarrollar la memoria durante mucho tiempo, tal vez incluso hasta el fin de la vida.

El abanico de las memorias

En lugar de hablar de la memoria, que cuesta mucho delimitar y definir, seguramente habría que hablar de las memorias. Se habla de memoria de los nombres, de las caras, de las cifras, de los lugares, de memoria visual, auditiva, fonética... Por otra parte, cada persona tiene una memoria en la que destaca y otra que siempre le ha fallado. Cabe distinguir la memoria de la habilidad (montar en bicicleta); la memoria declarativa, de la que forman parte la de los hechos y la del lenguaje; la memoria automática, que va registrando toda la información que nos llega; la memoria intencional o de aprendizaje, que requiere concentrar y movilizar las energías; la memoria a corto plazo (el recuerdo se borra al cabo de unos segundos); la memoria a largo plazo de los hechos recientes (lo que se hizo el martes pasado) y de los hechos antiguos (los recuerdos de infancia).

Cabe precisar asimismo que la memoria no se limita a registrar, almacenar y restituir información, y por lo tanto a acumular los conocimientos: gracias a ella adquirimos la noción del tiempo, la facultad de anticiparnos a una situación; desarrollamos nuestro juicio y sentido crítico, nuestra personalidad al fin y al cabo. La memoria no es una simple función; participa en la constitución y el mantenimiento de todo el ser.

¿Dónde se encuentra la memoria?

Los científicos han tratado en vano de localizar un lugar del cerebro que esté reservado a la memoria. Todavía no se sabe dónde se almacenan los recuerdos, probablemente en todas partes, puesto que el proceso de la memoria —registro, almacenamiento y restitución de la información— requiere un enmarañamiento de acciones y reacciones; intervienen las diferentes funciones del cerebro, intelectuales y afectivas.

La membrana de las células es permeable y está perforada; se sabe que circulan iones en forma de influjo de una neurona a otra según las necesidades, de forma directa o a través de neurotransmisores (acetilcolina, adrenalina, etc.). Probablemente, el registro de una información nueva crea nuevas pasarelas entre las neuronas. Así pues, el recuerdo se parecería a una red de conexiones entre neuronas: para encontrar una información, habría que restablecer el trayecto de estas conexiones. Se sabe también que la información hereditaria, memoria de la especie o memoria genética, está inscrita en el ADN; para utilizar esta información, se requiere un decodificador, el ARN, molécula que transmite los datos a las distintas células. Se supone entonces que los recuerdos experimentan también una codificación y una decodificación del mismo tipo.

¿Por qué se pierde la memoria?

Las enfermedades que afectan a la memoria son diversas y de gravedad muy variable. Algunas afecciones pueden considerarse responsables de pérdidas de memoria, como el síndrome de Korsakoff, la esclerosis en placas, la enfermedad de Parkinson, la enfermedad de Alzheimer, la epilepsia, la demencia arteriopática (la circulación sanguínea en el cerebro es deficiente por un estrechamiento de las arterias debido al tabaco, el colesterol o la hipertensión), los accidentes del aparato cardiovascular, trastornos como, por ejemplo, el hipotiroidismo, la hipocalcemia, la hipoglucemia, ciertos tumores o tipos de cáncer y la esquizofrenia.

Las laguna de la memoria también pueden tener un origen mucho más anodino, y es el caso más frecuente. La fatiga y la falta de sueño ocasionan trastornos de la memoria; a este respecto, se sabe que el sueño paradójico cumple una función importante en la adquisición de los conocimientos, y parece ser que aprender antes de dormir es más eficaz. El alcohol, el tabaco, algunos medicamentos, los somníferos y los tranquilizantes perturban el proceso de memorización. La emoción, el estrés o los nervios, antes de un examen por ejemplo, bloquean la restitución de información que, sin embargo, se conoce; a la inversa, se observa que la dimensión afectiva interviene favorablemente o no en el proceso de registro de la información: se olvidará —rechazará— un acontecimiento traumatizante o se recordará con una precisión extraordinaria otro rico en emoción.

Muchos fallos de la memoria se deben a unas malas condiciones de registro de los conocimientos: si en el momento de la adquisición la persona estaba distraída, poco concentrada o poco motivada, la información no se «imprime». No hay aprendizaje sin gran motivación y sin esfuerzo. A diferencia de los niños en edad escolar, los adultos tienden a *olvidar* ese factor determinante. Con la edad, si uno está jubilado o instalado en una rutina profesional, la necesidad de aprender, y por lo tanto de recordar, parece menguar, la motivación también, y la memoria, abandonada, se va a pique.

¿Cómo podemos recordar?

La memoria se educa y se reeduca. En primer lugar, es imprescindible comprender cómo funciona la propia memoria: por ejemplo, ¿tenemos una memoria más bien visual o auditiva? Una vez establecido este balance, cada persona podrá utilizar sus puntos fuertes y trabajar sus puntos débiles.

Cuando nos llega un dato nuevo, para registrarlo realizamos de forma inconsciente una clasificación lógica. Lo nuevo se relacionará con un dato ya adquirido al que se aproxima, sin confundir las dos informaciones: por ello, hay que proceder a una aproximación, y luego a una distinción, y registrar las particularidades de la nueva información. Las aproximaciones se hacen según diversos principios: visual, olfativo, de asociación de ideas, semántico (casa, mansión, castillo, choza), fonético (velador, velamen, velar), alfabético o gramatical. Hay que descodificar la información, dividirla en bloques coherentes, integrarla en un contexto significativo y crear, desde el aprendizaje, una técnica que más tarde permita restituir la información y utilizarla.

El contexto y el ambiente en los que se registra una información resultan muy útiles; en ocasiones, la recordamos gracias a un detalle del contexto que no guarda relación directa con la información.

Esta observación sobre la importancia del contexto de aprendizaje nos lleva directamente al consejo siguiente: aprenda a estar siempre alerta y a ejercitar todos sus sentidos. Si todos los sentidos están alerta, la recepción de la información es máxima y el registro resulta superior.

Antes de aprender, póngase en condiciones de hacerlo. Aprenda a hacer el vacío en su interior, expulse los pensamientos parásitos para poder acoger la información. Pueden resultar muy útiles unas sencillas técnicas de relajación (véase el capítulo «Combatir el estrés»).

Trate de respirar profundamente por dos razones principales: la primera es que una buena respiración relaja y prepara para la concentración, y la segunda porque el cerebro, para funcionar, debe estar bien irrigado. Es bien sabido que las insuficiencias cardiacas o respiratorias perturban la nutrición y oxigenación del cerebro ocasionando, entre otros problemas, consecuencias negativas en la memoria.

Concéntrese y mantenga su concentración. Si no lo consigue, haga pausas para que el cerebro organice lo que acaba de aprender y prosiga. La concentración es tan primordial como la motivación. Es necesario que la información tenga sentido y utilidad para usted, aplicaciones concretas. El abanico de aplicaciones es infinito: formación profesional, interés por un sector del conocimiento, placer de discutir entre amigos sobre la actualidad por ejemplo (entrenarse en memorizar las diversas informaciones del telediario de las ocho de la tarde y desarrollar el sentido crítico). Es sabido que la información que no sirve se olvida, aunque parece ser que los datos ya adquiridos no se borran de la memoria; sólo se ha perdido el camino para acceder a ellos: a veces basta pasar quince días en el extranjero para recuperar un idioma aprendido veinte años atrás y olvidado porque nunca se utilizó.

Otro secreto de la memoria es la comunicación, la apertura al mundo y a los demás. Si nada le interesa, no necesita recordar información nueva; se hace el muerto y los muertos no tienen memoria. Para desarrollarla y mantenerla, existen muchas actividades sin relación directa con un trabajo específico sobre la memoria: inscribirse en un club y hacer nuevas amistades, viajar y descubrir otra civilización, visitar exposiciones, ver documentales, leer, hacer cálculo mental y abandonar la calculadora para hacer las cuentas, hacer crucigramas o participar en juegos de sociedad y cartas (Scrabble, Trivial Pursuit, ajedrez, bridge, tarot, etc.).

La repetición, gran principio pedagógico, resulta muy beneficiosa e incluso imprescindible para una buena memorización. Repita, aprenda de memoria, algo se le quedará. Cuando aprenda, desconfíe de los términos poco frecuentes y abstractos, que se registran peor, así como de los términos insignificantes, como algunas siglas o abreviaturas, por ejemplo.

Para conservar su memoria tampoco debe descuidar el sueño y la alimentación. Como ya hemos mencionado, el sueño paradójico resulta esencial para la calidad del aprendizaje. Un buen sueño es también una de las condiciones de la concentración, el dinamismo y la vitalidad intelectual y física (véase el capítulo «El sueño»). Quien duerme mal aprende mal. La dieta también parece tener una función, aunque indirecta. Una dieta sana y equilibrada es imprescindible para el buen funcionamiento y mantenimiento del cuerpo y la mente en general, y la memoria en particular (véase el capítulo «Dietética de la juventud»). Los estudios han podido revelar la acción favorable, en las funciones de la memoria, del calcio, el azúcar y la vitamina B_{12}. Cabe destacar una vez más a este respecto, la acción nefasta, en la memoria, del tabaco, el alcohol, los excesos de todo tipo y algunos medicamentos.

Las medicinas de la memoria

No existe ninguna píldora de la memoria. En cambio, los médicos pueden prescribir estimulantes cuya eficacia resulta limitada, mal definida y muy variable según los individuos y los problemas. Estos medicamentos estimulan la vigilancia y la atención. Desde este punto de vista a veces llegan a mejorar el rendimiento del aprendizaje a corto plazo. Estos productos son, sobre todo, derivados del deanol. Se utilizan asimismo productos derivados de las anfetaminas, que deben manejarse con la mayor prudencia y siempre durante un breve periodo. También existen medicamentos a base de sustancias que, supuestamente, optimizan el metabolismo de las neuronas, como el extracto de ginkgo biloba, que mejoraría la oxigenación de los tejidos nerviosos; el piracetam, por su parte, protegería los tejidos nerviosos y actuaría en los neurotransmisores. Los científicos han creado productos a base de precursores de la acetilcolina (la propia acetilcolina tendría efectos secundarios muy graves) que mejoran el aprendizaje, pero carecen de efecto en la memoria a largo plazo, y productos que utilizan catecolaminas cerebrales (noradrenalina y dopamina), hormonas cuya función es real en la atención y la concentración, pero aleatoria en lo que respecta a la memoria.

Algunos de estos productos son muy populares entre los estudiantes. Aunque pueden servir de apoyo en épocas de examen, su efecto en auténticos trastornos de la memoria no deja de ser discutible.

En caso de trastornos serios o un poco molestos, consultar primero al médico de cabecera y luego a un especialista en memoria parece una solución sensata. Mediante una serie de entrevistas y test, realizarán un chequeo de su memoria y un BRC (balance de recursos cerebrales) si parece necesario. Una vez establecidos la gravedad y el origen del trastorno, podrá asistir a sesiones de reeducación de la memoria.

Los centros de geriatría han creado métodos y ejercicios de estimulación mental.

Ejercicios de entrenamiento

Ejemplos de test y ejercicios sencillos

• Cuente hacia atrás a partir de 100 restando 7 cada vez. Debe encontrar al menos las cuatro o cinco primeras respuestas.

• Test visual: observe bien las figuras 9, 10 y 11 durante el tiempo necesario, tápelas y reprodúzcalas unos minutos más tarde.

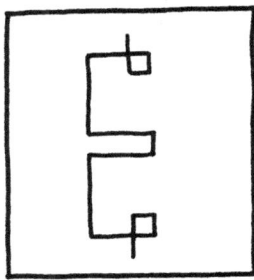
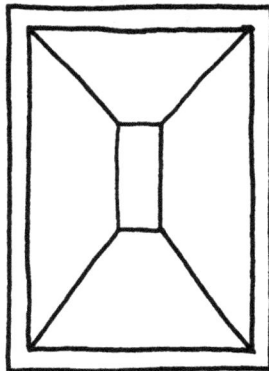
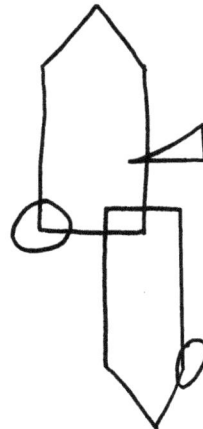

Figura 9   Figura 10   Figura 11

• Observe un cuadro o una habitación con atención, aléjese y ponga por escrito todos los elementos que se recuerden. Vuelva a la habitación para comparar. Repita el ejercicio.

• Haga cálculo mental: pídale a alguien que le escriba listas de números que tratará de memorizar. Intente también no consultar su agenda telefónica antes de marcar un número de teléfono.

• Pida que le elaboren listas de palabras para memorizar. Deje de hacer lista de la compra o evite consultarla.

• Con la ayuda de otra persona puede hacer muchos ejercicios. Esta persona puede realizar una serie de gestos que deberá efectuar en un orden concreto: repita en el orden correspondiente todos los gestos. Puede contarle una historia con repercusiones y encadenamientos lógicos de acciones; una hora o un día después, cuéntele a su vez esa historia. Esa persona puede presentarle quince objetos rápidamente, y luego, una vez que los haya retirado de su vista, nómbrelos. También puede enseñarle fotos de su álbum personal; a continuación usted deberá describir con el mayor número de detalles a las personas que aparecen en las fotos, su ropa y el decorado.

• Al final de la jornada, trate de acordarse de todas las personas con las cuales ha hablado: ¿qué le han dicho? ¿Cómo iban vestidas? ¿Dónde ha tenido lugar el encuentro? ¿Hacía calor o frío? ¿Había ruidos además de la conversación?… Trate de acordarse del precio del kilo de melocotones que ha comprado, de la carta del restaurante en el que ha comido.

• Haga ejercicios de despertar sensorial: por ejemplo, está sentado en una plaza, ¿qué oye? Trate de no omitir nada: el viento en las ramas, el ruido de los pasos en la grava, los diferentes cantos de los pájaros, una persona que corre, un avión que pasa, un coche que frena bruscamente, un niño que llora…

A decir verdad, todo puede ser un pretexto para hacer ejercicios. La vida cotidiana es muy rica en situaciones, palabras y objetos que memorizar. Y *recuerde* que la memoria es la clave de demasiadas actividades y funciones para que la dejemos envejecer y menguar de día en día; la vivacidad de su mente depende de ella, su juventud también.

El sueño

¡Dormir ocupa más o menos un tercio de nuestra vida! Para que le dediquemos una parte tan grande de nuestro valioso tiempo, esta actividad, en apariencia anodina e incluso inútil, tiene que cumplir una función esencial en el mantenimiento de la vida y el buen funcionamiento del cuerpo y la mente; como sabemos, la naturaleza no tiene costumbre de hacer las cosas al azar.

El sueño garantiza múltiples funciones que los científicos empiezan a dilucidar. Permite al organismo recuperarse e interviene en el mantenimiento de un buen equilibrio fisiológico y psicológico.

El sueño resulta esencial para ciertas funciones vitales y se sabe, por ejemplo, que durante el mismo segregamos melatonina, hormona responsable de la noción del tiempo, y cortisol, sustancia que combate el estrés. Su importante papel en la adquisición y la consolidación de los conocimientos y la calidad de la memoria es conocida: en las fases de aprendizaje, se observa la prolongación automática de la duración del sueño paradójico.

Nuestro sueño, su duración y su calidad, merece toda nuestra atención; nos permite mantenernos en forma y, de manera muy sencilla, combatir el envejecimiento. No hay más que ver la inquebrantable moral de las personas que duermen bien, su dinamismo, su tez fresca y sus rasgos descansados. Parece ser también que el sueño puede intervenir en la longevidad: todos los centenarios afirman haber dormido siempre bien.

El sueño fase por fase

Los estudios sobre el sueño han revelado la existencia de dos tipos de sueño: el *sueño lento* y el *sueño paradójico*.

Una noche se divide en cuatro o cinco ciclos de noventa minutos cada uno que comprenden las fases del sueño lento al sueño paradójico. Durante el primero, se observa un periodo de adormecimiento, un periodo de entrada en el sueño y un periodo de sueño lento profundo, caracterizado por una respiración profunda, la ausencia de movimientos, un despertar difícil y, en el electroencefalograma, la presencia de ondas lentas denominadas *delta*. Viene finalmente la fase de sueño paradójico, en el que la relajación muscular es total, pero la actividad cerebral resulta muy importante e incluso cercana a la de la vigilia; es la fase en la que se producen los sueños.

A cada persona su sueño

La duración del sueño varía en función de la edad y los individuos; es inútil consultar al médico porque sólo duerme seis horas por noche si se siente en forma.

Un niño de entre 0 y 1 año duerme entre 13 y 16 horas cada 24 horas; un niño de 4 o 5 años sólo duerme 10 o 12 horas; un adulto, 8 horas de promedio, un anciano, menos.

La duración del sueño suele ir remitiendo con la edad. También varía en función de los individuos, y cada persona debe encontrar su propio ritmo. A algunos les bastarán 5 horas de sueño; otros necesitan 10 horas para sentirse en forma. No hay mucho que hacer contra eso, es cuestión de naturaleza. El secreto involuntario de las personas que necesitan dormir poco se explica por su ciclo de sueño, en el que predominan en gran medida los sueños profundo y paradójico, mientras que la fase de adormecimiento se reduce al mínimo.

Para tener un buen sueño reparador, hay que aprender a conocer los propios ritmos, a aceptarlos y respetarlos si es posible en función de las múltiples obligaciones a las que estamos sometidos. Algunas personas se sienten mejor por la mañana, otras por la noche, y otras necesitan una siesta por la tarde, aunque sólo sea de 20 minutos. La mejor forma de conocer nuestro sueño es observarlo en vacaciones, cuando nada nos obliga a poner el despertador a las 7 de la mañana.

Combatir el insomnio

Uno de cada dos españoles por término medio afirma dormir mal, y uno de cada cinco recurre habitualmente a los somníferos, lo cual demuestra que esa actividad tan natural que es el sueño parece no funcionar de forma automática.

Hay que saber que el insomnio es un síntoma, no una enfermedad, y que se califican como insomnio diversos trastornos del sueño. Puede tratarse de dificultades para conciliar el sueño debidas al estrés y la ansiedad. El insomnio puede adoptar la forma de despertares reiterados por la noche o dar la impresión de no pegar ojo por la noche, ya que el sueño profundo presenta en el electroencefalograma ondas alfa-delta, de vigilia y sueño. El insomnio también puede ser un síntoma de una gran fatiga con un adormecimiento inmediato, y luego un despertar en medio de la noche o de madrugada con imposibilidad de volver a dormirse, a menudo signo de un estado depresivo.

Antes de lanzarse sobre el frasco de somníferos, hay que tomarse tiempo para pensar. En primer lugar, pasar revista al estado de salud: detectar la existencia de apneas del sueño (de 10 a 40 segundos de interrupción respiratoria durante el sueño), saber que algunas afecciones pueden acarrear trastornos del sueño (próstata, ganas frecuentes de orinar), ciertos fármacos (corticoides, por ejemplo), así como los tentempiés. Analice asimismo sus hábitos y su ambiente: consumo de café, té, alcohol, cambio de orientación de la cama, vecindario ruidoso, etc. Hacerse unas preguntas sencillas sobre el estado de ánimo y la vida también puede devolver la llave perdida del sueño: ¿Estoy satisfecho con mi trabajo? ¿Estoy desbordado? ¿Mi situación es precaria? ¿Mis relaciones amistosas son buenas? ¿Cómo va mi pareja? ¿Cuánto llevo sin irme de vacaciones? ¿Qué me apasiona en la vida?

En cualquier caso hay que evitar el consumo de somníferos, que son medicamentos, y como tal no son ni anodinos ni inofensivos. Por otra parte, el somnífero tiene como principal efecto facilitar el adormecimiento y aumentar la duración del sueño lento; disminuye el sueño lento profundo y a veces suprime el sueño paradójico, motivo por el cual si bien se tiene la sensación de dormir mucho, de un tirón, el sueño es de calidad inferior a la del sueño natural. Además, se observan fenómenos reales de hábito y dependencia con el consumo prolongado de somníferos. Este no debería superar de tres a seis semanas seguidas y el tratamiento debería interrumpirse de forma progresiva.

Para adquirir o recuperar un buen sueño, existen unos trucos sencillos, de sentido común, casi siempre eficaces, salvo si el origen del trastorno es una enfermedad.

• Disponga de un lugar apropiado para el sueño, que, a ser posible, le esté reservado de forma exclusiva: habitación tranquila, oscura, a temperatura templada y nunca demasiado calurosa, cómoda, con una cama que posea un buen colchón.

• Convénzase de la extrema utilidad del sueño. Numerosas personas hiperactivas padecen trastornos del sueño. No les gusta dormir, consideran el sueño una pérdida de tiempo, su mente permanece siempre alerta y al acecho, lo cual tiene como primera consecuencia un sueño muy ligero, corto y agitado.

• Evite lanzarse a actividades muy intensas justo antes de la hora de acostarse. Para que el adormecimiento sea bueno, es necesario que la mente se vacíe poco a poco. Si rellena su declaración de renta justo antes de acostarse, ¡hay muchas posibilidades de que su sueño sea retardado por pensamientos parásitos! También hay que evitar practicar esfuerzos físicos: una sesión de musculación dos horas antes de acostarse relaja, pero no cinco minutos antes.

• No descuide los rituales al acostarse, aunque a veces puedan parecer ridículos. El ritual puede ser muy sencillo: cada noche, tome un vaso de agua, cierre las persianas, póngase el pijama o camisón y dé unos golpecitos en la almohada. También puede ser muy complicado y meticuloso, comportar veinte gestos realizados en un orden inamovible y que, repetidos cada noche al acostarse, indican al cuerpo y a la mente que ha llegado la hora del sueño, que todo va bien y que se puede dormir en paz. Estos rituales proporcionan seguridad y le permiten al individuo distinguir bien el día de la noche, las actividades del estado de vigilia del sueño. Por otra parte, cuando uno se despierta en medio de la noche sin poder volver a dormirse, no se recomienda quedarse en la cama dando vueltas y más vueltas diciéndose que no puede dormir. Eso sólo sirve para preocupar y prolongar el estado de vigilia. Es preferible levantarse, salir de la habitación, encender la luz y ponerse a leer, ver la televisión o prepararse una infusión, y de ese modo marcar la ruptura y la diferencia entre estar acostado y dormir, y estar de pie y activo.

• Tomar un baño puede ayudarlo a relajarse y a conciliar el sueño.

• Evite los excitantes por la noche: té, café, alcohol. Evite las cenas copiosas, que hacen la digestión pesada.

• Trate de tener horarios regulares. El cuerpo es una máquina regulada como un reloj.

• Tampoco supere la hora del sueño: todos hemos comprobado que llega una hora en la que tenemos ganas de dormir, los párpados pesan y resulta difícil concentrarse. Es el momento en el que hay que acostarse: cuando se pierde la oportunidad, media hora más tarde estaremos en plena forma y dispuestos a pasar varias horas de vigilia.

• No pierda la cabeza si tiene insomnio. Algunas personas con trastornos del sueño y sobre todo del adormecimiento tienen verdadero terror al momento de acostarse. Retrasan ese instante crucial, convencidas de que, una vez más, el sueño no vendrá, y se ponen a acechar todos los signos que lo impiden, acentuando así el fenómeno de forma considerable.

• Relajar el cuerpo y la mente es imprescindible. Para evacuar el estrés de la jornada, hay que marcar su fin. También es necesario aprender a relajarse e incluso saber conseguir durante la jornada momentos de relajación para no acumular estrés. Por la noche, un poco de yoga o una sesión de relajación (véase el capítulo «Combatir el estrés») resultan muy adecuados. Unos ejercicios respiratorios al acostarse también permiten desconectar con facilidad; cuatro o cinco respiraciones profundas y completas (véase el capítulo «Combatir el estrés», apartado «Respire») y el cuerpo y la mente acogen el sueño con felicidad…

Medicinas suaves como la acupuntura o la auriculoterapia (estimulación de determinados puntos de la oreja, véase recuadro de la página 22 y figura 12) también pueden ayudar a recuperar el sueño sin efectos secundarios.

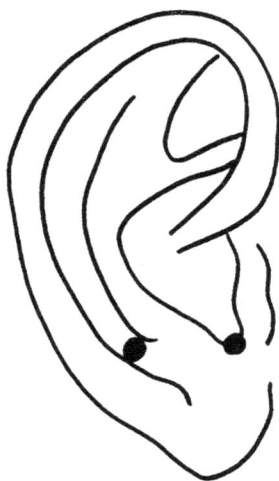

Figura 12

Si nada da resultado, antes de recurrir a los somníferos, las preparaciones a base de plantas tal vez le salven del insomnio y de la dependencia química. Numerosos vegetales son conocidos, en algunos casos desde hace milenios, por «ser amigos» de Morfeo. Un tratamiento fitoterapéutico o, sencillamente, una buena infusión de estas plantas al acostarse, le garantizarán un buen sueño y un despertar fresco y dispuesto (sobre todo porque las plantas no adormecen durante el día, a diferencia de algunos somníferos).

Algunas plantas con virtudes calmantes y sedantes

Aspérula olorosa, espino blanco, helenio, albahaca, borraja, manzanilla, celidonia, amapola, muérdago, lúpulo, laurel, lavanda, mejorana, matricaria, malva, meliloto, melisa, hipérico, azahar, pasiflora, álamo, llantén, prímula, rosa, ruda, salvia, sauce, caléndula, saúco, tila, valeriana, verbena.

RECETAS DE INFUSIONES PARA TOMAR ANTES DE ACOSTARSE

10 g de amapola
10 g de piñas de lúpulo
10 g de flores de azahar
10 g de pasiflora
20 g de tila
10 g de valeriana

En infusión, una cucharadita por cada taza. Una o dos tazas por la noche.

10 g de manzanilla
5 g de lúpulo
15 g de lavanda
5 g de hipérico
5 g de raíz de valeriana

En infusión, un puñado por taza. Beba una taza al acostarse.

10 g de lúpulo
20 g de pasiflora
20 g de tila
10 g de valeriana

Una cucharadita por cada taza en infusión antes de acostarse o en crisis de angustia.

30 g de manzanilla 20 g de salvia	En infusión, un puñado por taza. Una taza al acostarse para asegurarse un sueño apacible.
5 g de amapola 5 g de flores de azahar 10 g de pasiflora 20 g de tila 10 g de valeriana	En infusión, una cucharadita por taza de agua hirviendo. Tome una taza de este excelente soporífico antes de acostarse.
20 g de manzanilla 20 g de menta 20 g de azahar 20 g de tila 20 g de valeriana	En infusión, una cucharadita por cada taza. Tome dos tazas al día. Esta infusión constituye un buen relajante.
20 g de gordolobo 10 g de lavanda 20 g de flores de azahar	En infusión, una cucharadita por cada taza. Una taza al acostarse.
20 g de brezo 10 g de malva 20 g de albura de tilo 10 g de tila (flores)	Hierva un buen puñado de albura de tilo durante cinco minutos, apague el fuego y eche una cucharadita del resto de la mezcla por cada taza de agua. Deje reposar diez minutos. Una taza antes de acostarse.
15 g de aspérula olorosa 10 g de amapola 25 g de tila 25 g de valeriana	En infusión, una cucharadita por cada taza de agua hirviendo. Tome una taza al acostarse.

20 g de manzanilla
15 g de menta
25 g de pasiflora
15 g de valeriana

En infusión, una cucharadita por taza de agua hirviendo. Tome una taza al acostarse.

❋   ❋   ❋

10 g de espino blanco
15 g de lavanda
15 g de flores de azahar
20 g de pasiflora
10 g de tomillo

En infusión, una cucharadita por cada taza. Una taza al acostarse.

❋   ❋   ❋

Combatir el estrés

¿Qué es el estrés?

El estrés del que tanto se habla, identificado en 1930, en Montreal, por el Dr. Hans Selye, ofrece varias caras. El estrés es una reacción normal del organismo ante cualquier cambio y situación. Se caracteriza por perturbaciones fisiológicas y psicológicas en respuesta a un acontecimiento. Así, el estrés puede definirse como una adaptación del organismo que le permite mantener su equilibrio y evolucionar.

El estrés no tiene por qué ser negativo; un *shock* afortunado provoca tanto estrés como un acontecimiento desgraciado, aunque los especialistas distinguen entre el *eustrés* (*eu* = positivo) y el *distrés* (*dis* = negativo). En caso de acontecimiento, el organismo reacciona con la aceleración del ritmo cardiaco y respiratorio, un exceso de transpiración. El cuerpo produce sustancias, hormonas como la noradrenalina, que nos permiten estar alerta y tener energía suficiente para afrontar ese acontecimiento bueno o malo. No hay que echarle la culpa a esta reacción que es una de las condiciones de nuestra supervivencia. En cambio, el exceso de estrés y la repetición cotidiana de los mismos tipos de estrés son nocivos: el organismo se agota, se desgasta y se vuelve frágil.

Todos estamos sometidos a diferentes tipos de estrés. Los primeros son géneros de estrés normales, inherentes a la existencia misma: nacimiento de un hijo, encuentro, despido, fallecimiento… Los géneros de estrés cotidianos y reiterados: mal ambiente laboral, transportes públicos, exceso de trabajo, burocracia, conflictos con el cónyuge, actividades realizadas sin ganas (el aburrimiento es uno de los tipos de estrés más traicioneros), la soledad, la inseguridad… Las agresiones físicas que nos impone nuestro estilo de vida o que nosotros mismos nos infligimos son asimismo tipos de estrés temibles: contaminación del aire, ruido incesante, tabaco, excesos alimentarios, alcohol…

¿Hace envejecer el estrés?

Por desgracia, sí. Además, nos envenena la existencia, influye en nuestro humor y altera nuestra moral, pero también agrede a nuestro organismo y provoca una multitud de trastornos que no carecen de relación con el envejecimiento.

Desde el punto de vista psicológico en primer lugar, una tensión permanente acaba deprimiéndonos, haciéndonos perder el gusto por las cosas y quitándonos todo dinamismo por la energía que gastamos combatiéndola. El estrés nos agota, nos pone en situación de defensa y nos vuelve agresivos. Acabamos encerrándonos en nosotros mismos, y sin apertura al mundo y a los demás no hay juventud. Nuestro universo cada vez más hermético se seca como una nuez en su cáscara. ¡Cuidado con el envejecimiento de la mente, que precede más a menudo de lo que creemos al del cuerpo!

Todos los centenarios afirman tener una «buena naturaleza», no ser ansiosos y mantenerse optimistas en todas las circunstancias. Serenidad y alegría van de la mano de la longevidad.

El estrés, las tensiones y las angustias se leen en nuestro rostro. La piel reacciona muy deprisa ante estas agresiones: rasgos cansados, arrugas de expresión —de tensión— más profundas, tez mate, etc.

El estrés es una importante causa de enfermedades, de trastornos y del envejecimiento prematuro. Insomnio, depresión, fatiga, impotencia, disminución del deseo, hipertensión, pérdidas de memoria, enfermedades psicosomáticas… Las palabras humillantes de un empresario desencadenan una crisis de eccema, un periodo de paro prepara la úlcera, la separación del ser amado provoca el nacimiento de canas. La administración prolongada de medicamentos, la vida sedentaria, el consumo de alcohol y tabaco, y los excesos alimentarios, en particular de grasas y azúcar, son también causas de estrés que desgastan el organismo de una forma prematura.

Luchar contra el estrés

Combatir el estrés, aprender a vivir en armonía con uno mismo y con el mundo y relajarse son algunas de las claves no sólo de una vida feliz, sino también de una «eterna juventud».

No se trata de caer en el exceso contrario y huir de todas las causas de estrés, algunas son normales y felices. La emoción y la alegría son formas de estrés esenciales para la vida, el deseo de vivir y el equilibrio. Nada de burbuja estéril, nada de muerte antes de hora.

Una actividad desbordante tampoco es sinónimo de estrés negativo: para envejecer bien, hay que mantenerse activo. La capacidad de emocionarse, el entusiasmo y el placer de descubrir horizontes nuevos constituyen signos de juventud que hay que preservar, por muy estresantes que sean.

No obstante, antes de fabricar nuestra úlcera o manifestar los primeros signos de hipertensión, en lugar de lanzarnos como si fuese un salvavidas a la caja de tranquilizantes o antidepresivos (uno de cada tres adultos usa los calmantes con regularidad, y el 85 % de las recetas contiene ansiolíticos), actuemos, enfrentémonos a nuestro estrés. ¡Es posible!

Ame lo que hace

La mejor arma contra el estrés negativo consiste seguramente en que nuestra vida nos permita expandirnos y sentirnos bien. Aunque, por desgracia, con frecuencia las obligaciones nos imponen una profesión que no rima con pasión, sigue siendo posible contrarrestar los efectos negativos de una actividad practicada sin verdadero placer con otras ocupaciones. A cada uno le corresponde hallar su capricho: viajes, deporte, colección de tarjetas postales, cursos de composición floral, práctica de un instrumento musical, participación en una asociación, etc. Son actividades que permiten al individuo actuar por sí mismo y por los demás con placer, y no hay nada más relajante, alegre y positivo.

Corra, baile, nade…

Nunca insistiremos lo suficiente en las virtudes del deporte. Nuestro organismo no está hecho para permanecer sentado delante de un escritorio o en un sofá delante de la televisión durante todo el día.

La práctica regular de un deporte —regular significa varias veces por semana, y a ser posible todos los días, y no una semana de esquí en febrero— nos ayuda a conservar un cuerpo sano, flexible, firme, capaz de sobrellevar nuestros proyectos, el cuerpo en el que nos sentíamos a los veinte años.

Desde el punto de vista estrictamente médico, el deporte participa con eficacia en la lucha contra los riesgos cardiovasculares, los trastornos intestinales (la vida sedentaria provoca estreñimiento e hinchazón del vientre), la hipertensión (no debe practicarse deporte sin control si ya se padece una grave hipertensión), el colesterol malo, la acumulación de grasas en general, el decaimiento de los tejidos, la osteoporosis… trastornos y enfermedades que riman con envejecimiento.

Por otra parte, el deporte es una de las armas más eficaces que existen contra el estrés. El esfuerzo físico aporta salud, buen humor y sensación de plenitud; actúa contra la tensión y la fatiga. Durante el esfuerzo, nuestro organismo produce endorfinas (analogía con la morfina), haciendo del deporte el mejor y más natural de los ansiolíticos. Un cuarto de hora de gimnasia por la mañana o media hora de piscina a la hora de comer, correr un poco al finalizar la jornada laboral… ¡y adiós al estrés!

Duerma como un bebé

El proceso estrés-insomnio-estrés es un círculo vicioso. Sin embargo, una buena noche de sueño, cuando se ha pasado una jornada terrible, permite recuperarse, borrar las tensiones y volver a empezar lleno de energía para resolver los problemas. Por desgracia, en muchos casos el estrés perturba el sueño, aunque no siempre: una persona estresada puede dormir muy bien pero padecer, por ejemplo, problemas digestivos.

Son posibles dos casos; en el primero, el sueño y su calidad no se ven afectados en apariencia: se duerme bien, mucho, demasiado incluso. El exceso de sueño es una señal de alarma como el insomnio. El refugio en el sueño no constituye una solución, sobre todo porque esta propensión a dormir continuamente puede resultar perjudicial para la vida social, profesional y afectiva: así, hay personas que se duermen durante almuerzos de negocios, que hacen la siesta en el cine, que se pasan todo el fin de semana en la cama… En el segundo caso, no se duerme o se duerme poco, en todo caso uno duerme mal y se despierta mal, ya agotado por la jornada que comienza. La persona se muestra agresiva, a la defensiva, incapaz de concentrarse y de realizar un trabajo correcto… Acaba estresándose aún más y… durmiendo aún peor. Entonces resulta imprescindible romper el círculo: si no se puede enviar a paseo al jefe, al menos se puede tratar de dormir bien para que no se acumulen las tensiones y no se desmoronen el cuerpo y la mente, pronto agotados (véase el capítulo «El sueño»).

Respire

Nuestra salud, nuestro estado de ánimo, nuestra energía y nuestra fuerza creadora dependen en gran parte de la respiración, es decir, del aporte de oxígeno. La respiración constituye un acto reflejo e involuntario, del cual resulta difícil tomar conciencia y todavía más hacerse con el control.

No obstante, tenemos que reconocer que respiramos mal. El bebé respira profundamente con el vientre, y luego, el individuo, cada vez más orientado hacia el exterior, se descuida y olvida esta respiración natural y bienhechora. La persona estresada respira muy mal, de forma entrecortada y superficial, a veces con periodos de apneas y largos suspiros. Lo cierto es que se oxigena mal y que este aporte insuficiente constituye para el organismo un estrés adicional, pues debe trabajar de forma permanente para compensar las perturbaciones generadas a causa de esta agresión.

Debemos volver a aprender a respirar. Algunos ejercicios respiratorios practicados todos los días pueden ayudarnos mucho, pese a su carácter anodino. Aportan calma, serenidad, distanciamiento, sensación de control de uno mismo y del entorno; facilitan una mayor apertura al mundo, claridad de ideas y una importante capacidad de concentración y memorización.

Técnicas como el yoga enseñan diversas formas de respirar: respiración diafragmática, abdominal, media, alta, espontánea, etc.

EJEMPLOS DE EJERCICIOS RESPIRATORIOS

Ejercicio 1

Inspire por la nariz y espire despacio por la boca. La respiración debe ser larga y muy regular. Haga una pausa y repita el ejercicio cuatro o cinco veces seguidas.

Ejercicio 2

Apóyese una mano sobre el vientre y otra sobre el tórax. Inspire profunda y lentamente por la nariz inflando el vientre. Debe sentir que la mano apoyada en el vientre se levanta mientras la otra permanece inmóvil. Espire de forma progresiva por la boca deshinchando el vientre.

Ejercicio 3

Apóyese una mano sobre el vientre y otra sobre el tórax. Inspire profundamente por la nariz mientras abre las costillas al máximo. La mano apoyada sobre el tórax debe levantarse pero la otra deberá permanecer inmóvil. Espire de forma progresiva por la boca bajando las costillas.

Ejercicio 4

Combine las dos respiraciones anteriores, abdominal y torácica, para obtener una respiración profunda. Empiece hinchando el vientre y luego el tórax durante la inspiración, y bajando el tórax primero y el vientre después durante la espiración.

Ejercicio 5

Inspire despacio por la nariz, luego inicie la espiración por la boca y prosígala sin forzar. Este ejercicio permite concienciarse de las diversas fases y funciones de la respiración y enseña a oxigenar el cuerpo y a respirar hondo, ya que alarga la espiración sin darse cuenta.

Ejercicio 6

La espiración sonora. Existen diversas variantes de este ejercicio. La inspiración se efectúa siempre por la nariz y la espiración por la boca. Puede producir el sonido A al espirar, con la boca abierta, ya que este sonido provoca unas vibraciones muy relajantes. O bien, después de inspirar por la nariz, comience la espiración con la boca abierta en el sonido O, y luego prosígala con la boca cerrada en el sonido M. En la espiración con la boca abierta, también puede producir el sonido S formando con los bordes de la lengua levantados y tocando los dientes un canal para el aire. Recuerde que una buena respiración consta de tres fases: inspiración, espiración y pausa.

Al principio, no haga estos ejercicios durante demasiado tiempo, bastan cinco minutos. Presentan para el principiante riesgos de hiperventilación y provocan a veces ligeras molestias. Practique estos ejercicios al comienzo y al final de la jornada para relajarse y aumentar su energía, al acostarse para facilitar el adormecimiento. Tampoco dude en hacer unas respiraciones durante la jornada cuando llega la fatiga o en caso de contrariedad, antes de un examen, un discurso o la redacción de un informe importante.

Aprenda a relajarse

Relajarse no significa tumbarse y no hacer nada o sencillamente holgazanear. La relajación es una actividad que requiere concentración y voluntad: se trata de una disminución voluntaria de las tensiones y del tono muscular.

La relajación le ayudará en primer lugar a tomar conciencia de su cuerpo, de los diferentes órganos, de todas las tensiones que habitan su cuerpo, incluso las más inconscientes e involuntarias. Le ayudará a resolver los problemas de estrés, angustia y numerosos desórdenes psicosomáticos, a desconectar su mente, a expulsar las ideas negativas eternamente rumiadas, a ver más claro en su interior y a hacerse cargo de su vida con tranquilidad. Existen numerosas técnicas de relajación, cada una de las cuales da lugar a múltiples variantes.

EL ENTRENAMIENTO AUTÓGENO DE SCHULTZ

Se trata de una forma menor de autohipnosis provocada por modificaciones voluntarias del estado tónico y cuyo protocolo se desarrolla en dos fases.

Ejercicios de la primera fase

En una habitación tranquila y templada, donde se pueda obtener la penumbra, vestido con ropas flexibles, siéntese cómodamente o bien túmbese con una manta ligera en caso necesario. Con los ojos cerrados, escuche al terapeuta o un casete y repita las fórmulas siguientes hasta la percepción de las sensaciones:
«Estoy relajado, completamente tranquilo»; «Mi brazo derecho (para los diestros) pesa»; «Todo mi cuerpo pesa»; «Mi brazo derecho está caliente»; «Mi corazón late tranquilo y fuerte»; «Mi respiración es tranquila»; «Mi frente está fresca»; «Mi plexo solar está caliente».
Al final de cada etapa, realice unas flexiones en los brazos, estiramientos del cuerpo y respiraciones profundas. Cada etapa debe dominarse antes de pasar a la siguiente.
La segunda fase está más cerca de la meditación y el psicoanálisis que de una simple relajación.

LA RELAJACIÓN PROGRESIVA DE JACOBSON

Jacobson sólo se interesa por el aspecto físico de la relajación, y toda connotación psicológica y psicoanalítica queda excluida de su método. Se trata de tomar conciencia de los mecanismos que generan la tensión con el fin de poder controlarla y evitar así el estrés y el derroche de energía.

Ejercicios según el método de Jacobson

Túmbese o siéntese en una habitación tranquila, templada y en penumbra si ello le ayuda. Cierre los ojos. La sesión se desarrolla con una serie de ejercicios (36) de tensión, seguida de relajación.
Doble la mano hacia atrás, mantenga la tensión quince segundos y luego relaje, no haga nada, no piense en nada, no se mueva.

Se pasará revista a todos los grupos musculares, de la mano a la lengua. Debe llevar a cabo estos ejercicios cuando sienta la necesidad de hacerlos, en la oficina o en el metro.

EL MÉTODO DE VITTOZ

El objeto de esta técnica es reunir y reconciliar actividad consciente e inconsciente, luchar contra las rupturas de contacto que experimentamos en la vida cotidiana, contra el estrés y la fatiga. El medio es sencillo: concentrarse en cada gesto para que la conciencia aleje la angustia. Hay que entrenarse en atender a todo lo que pasa en el cuerpo y en el exterior, ejercitar de forma activa todos los sentidos.

Practique ejercicios sencillos como la «caminata consciente»: perciba con todos los sentidos las modificaciones, los movimientos y grupos musculares que participan en ella. Estos ejercicios aportan una gran relajación y un mejor autocontrol.

LA SOFROLOGÍA

Para estudiar los diferentes niveles de la conciencia, la sofrología, disciplina psicoterapéutica fundada en 1960 por el Dr. Caycedo, se inspira en disciplinas orientales tradicionales (yoga, budismo, zen), en la relajación (entrenamiento autógeno) y en el psicoanálisis. La sofrología tiene aplicaciones médicas o sencillamente puede ayudar a cada cual en su vida cotidiana luchando contra el estrés, las fobias, las enfermedades psicosomáticas, el insomnio y las dificultades de comunicación. También permite mejorar cierto número de prestaciones, entre ellas la memoria. Se utiliza asimismo con frecuencia para luchar contra el miedo y el dolor (preparación para el parto, para una operación, para un examen, etc.).

Se trata de que el paciente acceda a un grado de conciencia particular: el nivel sofroliminal, entre vigilia y sueño, pero manteniendo la vigilancia, la voluntad y la escucha.

La voz del terapeuta sugiere diferentes estados. Se enuncian diversas partes del cuerpo a las que se incita a que se relajen, y luego se pide al individuo que imagine un paisaje en el que se sienta bien para llegar a estados de relajación física y mental. Se refuerza el esquema corporal del paciente y a veces se recurre a técnicas de sugestión, como repetirse cada día varias veces: «Estoy cada vez mejor», «Me siento tranquilo y fuerte»…

La sofrología debe desembocar en estados de meditación y contemplación, y al cabo de un tiempo, en un verdadero estado de plenitud.

EL *BIOFEEDBACK*

Feedback significa textualmente «retroacción». El *biofeedback* es una técnica bastante reciente. Se ha comprobado que algunos yoguis llegan gracias al hatha-yoga (rama física del yoga) a un control muy elevado de los músculos involuntarios;para ello utiliza un instrumental moderno (electroencefalograma y electromiógrafo) que permite al paciente visualizar todo lo que pasa en su cuerpo, conocer el resultado de una u otra tensión y tomar conciencia de ello. El paciente aprende poco a poco a modificar ciertos ritmos naturales e inconscientes, y puede llegar así a un gran autocontrol y una relajación perfecta.

LA GIMNASIA CHINA

También denominada *tai chi chuan*, la gimnasia china es una antigua disciplina —creada seguramente por monjes taoístas— reimpulsada y actualizada por Mao. Parte del principio de que no puede haber serenidad, salud mental ni sabiduría sin salud del cuerpo. En ella se encuentra un gran número de principios cercanos a la filosofía oriental, el *yin* y el *yang* por ejemplo. En gimnasia, cada movimiento se prolonga en el movimiento opuesto. Los ejercicios requieren mucha concentración y un aprendizaje del control de la respiración que acaban actuando como un verdadero tranquilizante. Es una gimnasia muy suave que puede practicarse a cualquier edad con cualquier condición física (por otra parte, tiene efectos muy beneficiosos en las personas que padecen trastornos cardiovasculares e hipertensión).

Medicinas «suaves» contra el estrés

Acupuntura, oligoterapia, aromaterapia, homeopatía, auriculoterapia y fitoterapia aportan soluciones originales y eficaces contra el estrés, la angustia y los trastornos nerviosos. Numerosos balnearios y centros de talasoterapia ofrecen también tratamientos contra el estrés.

Según los trastornos, la oligoterapia propondrá tratamientos a base de cobre, cinc, calcio, magnesio, oro y plata. Por su parte, la auriculoterapia propondrá masajes de ciertos puntos de la oreja para disipar la angustia, el estrés o la fatiga.

Los puntos contra el estrés, la ansiedad y la angustia se reflejan en la figura 13. Realice un masaje energético en caso necesario (véase figura 14).

Los puntos para combatir la fatiga matinal se reflejan en la figura 15. Los puntos contra la fatiga vespertina se reflejan en la figura 16.

Contra la fatiga, puede añadir unos masajes siguiendo las flechas (véase figura 17).

Por su parte, la fitoterapia propondrá el uso de tinturas o aceites esenciales. De forma más sencilla, le serán de gran ayuda algunas infusiones a base de plantas.

EJEMPLOS DE INFUSIONES

20 g de aspérula olorosa
10 g de hojas de fresa
40 g de melisa
10 g de salvia

En infusión, una cucharadita por cada taza. Tres tazas al día o más en caso de crisis (angustia, ansiedad).

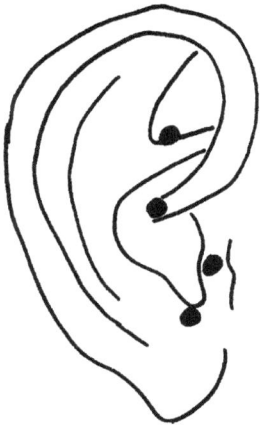
Figura 13

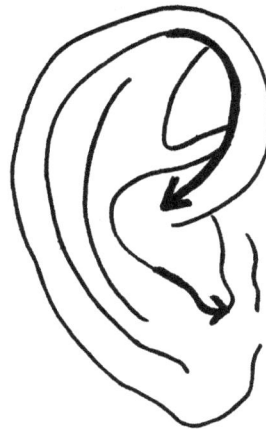
Figura 14

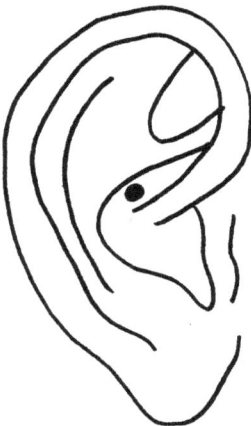
Figura 15

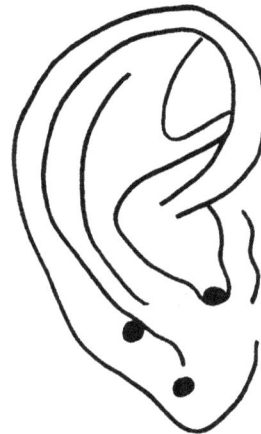
Figura 16

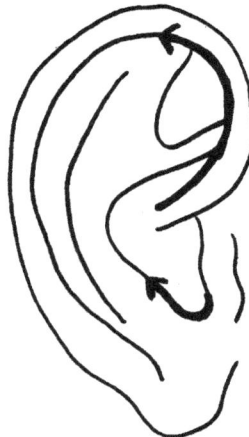
Figura 17

20 g de albahaca
15 g de lúpulo
20 g de melisa
20 g de menta
20 g de tila
15 g de valeriana

En infusión, una cucharadita por cada taza. Dos tazas al día (ansiedad, angustia).

15 g de espino blanco
15 g de manzanilla
15 g de lúpulo
20 g de pasiflora
15 g de tila

En infusión, una cucharadita por cada taza. Tome dos o tres tazas al día (angustia, ansiedad).

15 g de angélica
20 g de meliloto
20 g de melisa
15 g de menta
15 g de tila

En infusión, una cucharadita por cada taza. Dos tazas al día (angustia, ansiedad).

20 g de espino blanco
15 g de lavanda
20 g de melisa
15 g de menta
20 g de valeriana

En infusión, una cucharadita por cada taza. Tome dos o tres tazas al día (angustia, ansiedad).

25 g de aspérula olorosa
20 g de manzanilla
15 g de malva
20 g de melisa
15 g de tomillo
15 g de valeriana
20 g de verónica

En infusión, una cucharadita por cada taza. Una taza dos veces al día (angustia, ansiedad).

20 g de manzanilla
15 g de azahar
15 g de pasiflora
15 g de salvia
15 g de tila

En infusión, una cucharadita por cada taza. Tome dos tazas al día (angustia, ansiedad).

25 g de aspérula olorosa
30 g de lúpulo
30 g de melisa
20 g de verónica

En infusión, una cucharadita por cada taza. Debe tomar dos o tres tazas al día (depresión).

20 g de centaura menor
25 g de genciana
20 g de menta
20 g de tomillo
25 g de valeriana

En infusión, una cucharadita por taza. Tome dos o tres tazas al día (depresión).

20 g de melisa
25 g de hipérico
15 g de ajedrea
30 g de tila
20 g de valeriana

En infusión, una cucharadita por cada taza. Debe tomar dos o tres tazas al día (depresión).

20 g de manzanilla
15 g de menta
25 g de caléndula
15 g de tomillo
15 g de verónica

En infusión, una cucharadita por cada taza. Tome dos o tres tazas al día.

15 g de aspérula olorosa
20 g de centaura menor
20 g de menta
15 g de salvia
20 g de caléndula
30 g de tila

En infusión, una cucharadita por cada taza. Debe tomar dos o tres tazas al día (depresión).

20 g de manzanilla
25 g de fumaria
20 g de pasiflora
15 g de tomillo

En infusión, una cucharadita por cada taza. Tres tazas al día (depresión).

15 g de espino blanco
20 g de melisa
20 g de tomillo
15 g de valeriana
20 g de violeta

En infusión, una cucharadita por cada taza. Tres tazas al día (depresión).

25 g de manzanilla
20 g de melisa
15 g de azahar
20 g de valeriana

En infusión, una cucharadita por taza. Debe tomar dos o tres tazas al día (ataque de nervios).

20 g de lúpulo
20 g de melisa
10 g de pasiflora
20 g de valeriana

En infusión, una cucharadita por cada taza. Tome dos tazas al día o una al acostarse (excitación, crisis de angustia o de nervios).

20 g de aspérula olorosa
20 g de fresa
20 g de melisa
15 g de pasiflora
20 g de tomillo

En infusión, una cucharada sopera por taza. Una taza en el momento de la crisis (ataque de nervios, histeria).

25 g de toronjil
20 g de lúpulo
15 g de lavanda
20 g de menta

En infusión, una cucharada sopera por taza. Una taza en el momento de la crisis (ataque de nervios, histeria)

20 g de angélica
25 g de manzanilla
20 g de melisa
15 g de salvia
15 g de valeriana

En infusión, una cucharadita por cada taza. Tome dos o tres tazas al día (excitación, ataque de nervios).

(Véase también el capítulo «El sueño», el apartado dedicado a las infusiones calmantes para tomar antes de acostarse).

Direcciones de interés

Balneario de Arnoia
C/ Vila termal n.º 1, Arnoia
32417 Ourense
Tel.: 988 49 24 00

Balneario de Valdelateja
Ctra. de Burgos-Santander N-623, km 55
09145 Valdelateja (Burgos)
Tel.: 947 15 02 20

Balneario Termas Pallarés
Av. de la Constitución n.º 20
50230 Alhama de Aragón (Zaragoza)
Tel.: 902 930 938
www.termaspallares.com

Balneario Alhama de Granada
18120 Alhama de Granada (Granada)
Tel.: 958 35 00 11
www.balnearioalhamadegranada.com

Balneario de Archena
30600 Archena (Murcia)
Tel.: 968 68 80 22
www.balnearioarchena.com

Vila de Caldes
Plza. del Ángel, n.º 5
08140 Caldes Montbui (Barcelona)
www.grupbroquetas.com

Balneario Vichy Catalan
Av. Dr. Furest, n.º 32
17455 Caldes de Malavella (Girona)
Tel.: 972 47 00 00
www.balnearivichycatalan.com

Hotel balneario Termas Victoria
C/ Barcelona n.º 12
08140 Caldes de Montbui (Barcelona)
Tel. 938 65 01 50
www.termesvictoria.com

Castro Do Balneario
Rua do Balneario, n.º 1
36670 Cuntis (Pontevedra)
Tel.: 986 53 25 25
www.termascuntis-sl.es

Hesperia Balneario Guitiriz
Ctra. del Balneario, s/n
27300 Guitiriz (Lugo)
Tel.: 982 02 22 00
www.hesperia-balneariodeguitiriz.com

Hotel-Balneario Isla de la Toja
Isla de La Toja, s/n
36991 La Toja (Pontevedra)
Tel.: 986 73 00 50

Vila Termal de Lobios
Río Caldo, s/n
32870 Lobios (Orense)
Tel. 902 49 24 01

Termes Montbrió
Carrer Nou, n.º 38
43340 Montbrió del Camp (Tarragona)
Tel.: 977 81 40 00
Correo electrónico: hoteltermes@grupocblanc.com

Balneario Cestona
Paseo de San Juan Bidea , n.º 30
20740 Zestoa
www.balneariocestona.com

Bibliografía

ARNEDO SORIANO, Elena: *La picadura del tábano: (la mujer frente a los cambios de la edad)*, Aguilar, S.A. de Ediciones-Grupo Santillana, 2003.

BALLESTEROS JIMÉNEZ, Soledad, ET. AL.: *Aprendizaje y memoria en la vejez*, Universidad Nacional de Educación a Distancia, 2002.

FLÓREZ TASCÓN, Francisco José y Santiago GONZÁLEZ GIL: *Superar la andropausia*, Ediciones Temas de Hoy, S.A., 2001.

FOSSAS, F.: *El ABC de la nutrición*, RBA LIBROS, S.A., 2000.

IDZIKOWSKI, Chris: *Aprender a dormir bien: estrategias infalibles para combatir el insomnio*, Ediciones Oniro, S.A., 2001.

KREMPEL, Otti: *Adiós a la celulitis*, Editorial Hispano Europea, S.A., 1999.

MEDINA, John J.: *El reloj de la edad: ¿Por qué envejecemos? ¿cómo envejecemos? ¿cómo retrasar el reloj?*, Editorial Crítica, 2003.